糖尿病的預防與健康管理

三多症狀不可大意

- ☑ 糖尿病為百病根源
- ☑ 多吃多渴多尿警訊
- ☑ 併發症的正確認知
- ☑ 血糖與生活的相處

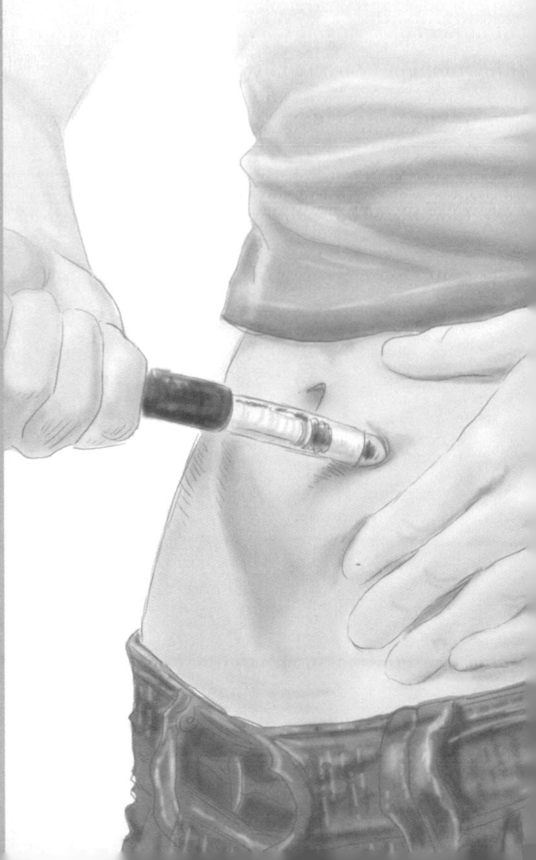

◎醫學菁英社／編著

DIABETES

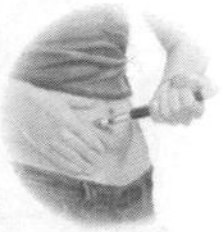

編輯室報告

提供健康知識，讓您做好健康管理。

首先你要先知道糖尿病與糖的關係息息相關，由於患者體內的胰島素分泌不足，導致對醣類的利用能力減低，而造成血糖過高，尿中有醣的現象。除了尿糖外，也常伴隨有蛋白質和脂肪代謝不正常的情況發生。

本書提供您認識糖尿病、有效預防、飲食原則三大重點，循序漸進的剖析糖尿病問題，讓您更加了解。

相信您一定想要做好預防勝於治療，良好的健康管理就是身體護理的唯一準則，秉持著專業、歸納解答、範例剖析、飲食建議等等，讓您有效預防及增強自我健康管理，針對正確觀念、預防調養、積極態度三大觀點來讓本書更加易懂實用，讓我們一同來認識糖尿病的預防與健康管理吧。

都是「糖」惹的禍！

糖尿病是一種體質性的慢性全身性代謝疾病，而血糖高只是它多層面症候群的一部分臨床表徵。除了血糖外，其實還包括蛋白質、脂肪、胰島素的代謝異常，和血管及神經之構造及機能異常。

糖尿病的可怕在於一旦染病，大多數人可能都要終生與它為伍，控制不良時，全身的器官更可能受慢性「糖害」的波及，而在日後產生嚴重的併發症。這些併發症包括眼睛視網膜病變引起的失明；腎病變引起的尿毒；神經病變引起的麻木感、神經痛、性功能失調；血管病變引起的心臟病、腦中風；以及足病變引起的截肢

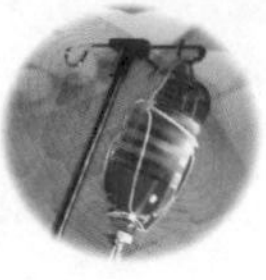

等。幸好現代醫學進步，這些併發症可經由良好的血糖控制，及早期偵測治療，預防它們的發生或延緩其惡化。

要治療糖尿病，長期持續的飲食控制、運動及藥物治療，都是不二法門，而其中飲食控制及運動，都需要靠病友們身體力行才能成功。

由於糖尿病是長期慢性疾病，許多患者在患病初期或併發症尚未出現前，因不見明顯病症，便掉以輕心，甚至半途而廢，以致最後產生令人遺憾的併發症，這些情形大部分的原因，都是因為對糖尿病缺乏正確的認識。

因此不論本身或親友患有糖尿病，或屬於糖尿病高危險群，對於糖尿病關鍵問題應有一定的基本認知，這樣不但可以使自己或親友不受似是而非的資訊左右，更可以控制好病情，讓高危險群避免糖尿病上身。

本書對於糖尿病及糖尿病最常見的關鍵問題，提供了解答和指導原則，本人在先睹為快之餘，並給予校閱，相信這本書會成為糖尿病患及家屬必備的參考書籍。

台北長庚紀念醫院新陳代謝科
主治醫師及內科主任
謝勝湖

美食不必放兩邊，血糖穩定在中間

糖尿病一直困擾著許多人的健康，無論古今中外都無法逃避它的侵襲，即使發展至今日，還是有許多未知的部分等待我們去挖掘研究。在研究糖尿病的這條道路上，已有許多不知名的前輩前仆後繼地獻身投入，這一路坎坷走來，可謂十分崎嶇，讓我們在此先對他們表示十二萬分的崇高敬意，若是沒有他們的努力，也不會有今日糖尿病治療上的輝煌成就，說不定到今日還有許多人認為糖尿病是絕症呢！

究竟糖尿病是如何造成的？人類又是如何從驚慌中找出解決之道，終至成功地控制糖尿病的惡化蔓延？本書的出版希望能一解讀者對糖尿病刻板的桎梏，帶領讀

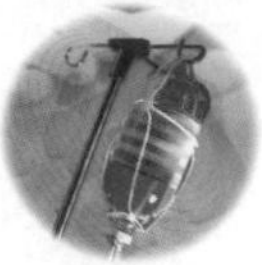

者一探糖尿病的世界，同時解除糖尿病患者或是其親友的滿腹疑問，使這些人不會因為對疾病的不瞭解而恐懼，甚至產生抗拒排斥的心理。

罹患疾病是一個遺憾，但與其消極地逃避糖尿病，不如敞開心胸，積極勇敢地面對它，更何況有許多糖尿病患者，藉著持續不斷的治療，也能過著與一般人無異的生活。

糖尿病之所以可怕，除了它影響的範圍之廣且深外，諸如病情的不易控制、可能會引起種種併發症等，都是很大的原因，所以治療期間需要隨時和主治醫師溝通，也要獲得家人的全力配合與體諒，更重要的是病人本身的自制力及耐力。因為糖尿病治療是需要長時間細心的照料，所以無法有立竿見影的效果。有了這一層心理調適之後，才能更正確地面對糖尿病。

本書從介紹糖尿病的來龍去脈開始，讓讀者對糖尿病建立初步的認知及態度，再以糖尿病常見的疑問，以及一般人容易產生誤會的部分為主軸，輔以醫學臨床上真實治療的病例，使讀者更能身歷其境地瞭解糖尿病的痛楚。另一方面，除使讀者能正確瞭解糖尿病的成因之外，本書還會告訴讀者如何即時預防及面對糖尿病患者在日常生活中偶發或突發的種種情況。

藉由此書的出版，除了希望讓社會大眾對糖尿病有更進一步的認識外，更希望提醒糖尿病患者，與你的醫師密切合作，除了運動與正確飲食，還須確實用藥與定期追蹤檢查。只要能夠做到以上四點，糖尿病便不足為懼了。

願社會上的每一個人都能過著健健康康、幸福快樂的生活。

Contents

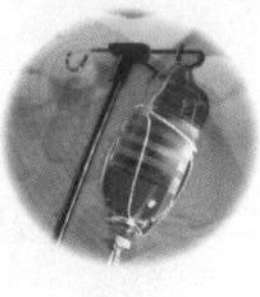

2 CHAPTER

3 CHAPTER

CONTENTS 目　錄

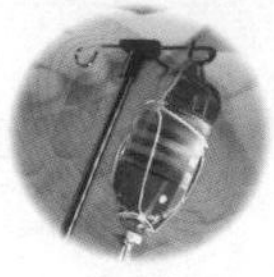

CONTENTS 目 錄

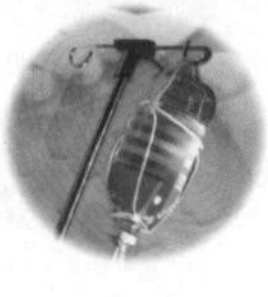

CONTENTS 目　錄

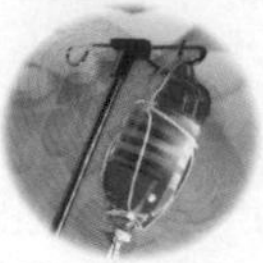

CONTENTS 目錄

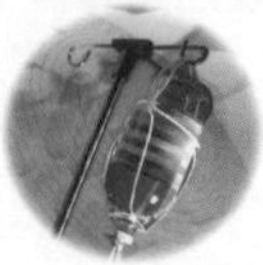

CONTENTS 目 錄

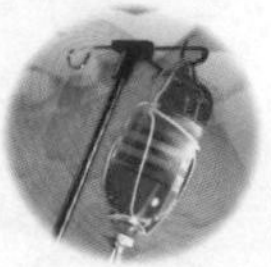

CONTENTS 目錄

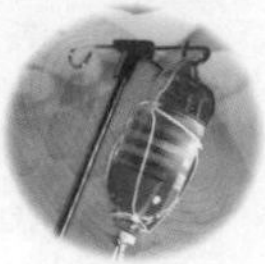

CONTENTS 目　錄

APPENDIX

附錄　179

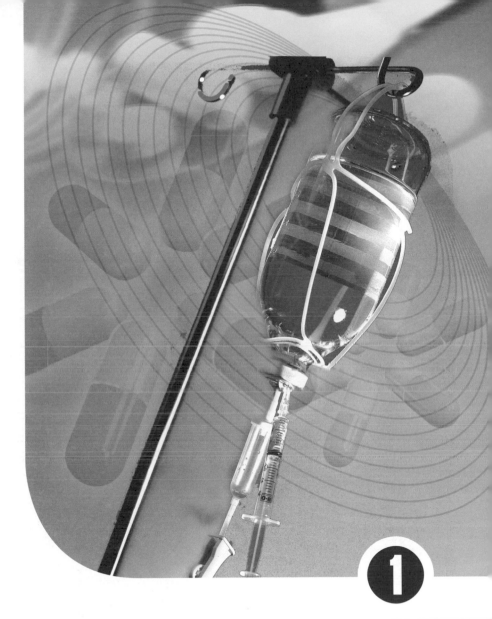

1

CHAPTER

概　論

所謂糖尿病，簡單的說，就是由於患者體內的胰島素分泌不足，對醣類的利用能力減低，而造成血糖過高，尿中有糖的現象。除了尿糖以外，也常會伴隨有蛋白質和脂肪代謝不正常的情況發生。

◆歷史淵源

糖尿病的發現可追溯到西元前的時代。古埃及早在西元前一五〇〇年，就有關於糖尿病的簡單敘述，可證明當時即有糖尿病病例的出現；其後在希臘、羅馬、印度等地，都可發現先人對糖尿病的記載。

在中國較具體正式的文獻則是東漢名醫張機，在他的著作《金匱要略》中，有對糖尿病症狀的諸多描述，當時已知「消渴症」（中醫稱糖尿病為「消渴症」）有消穀、飲一斗、小便一斗等「二多」症狀。後代諸多的重要醫學著作中，也不難發現消渴症的蹤跡，在隋朝《古今錄驗方》中，便對消渴症下一註解：「渴而飲水

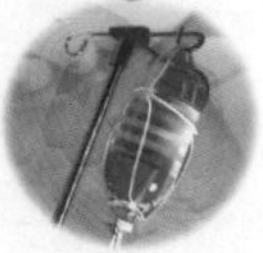

多，小便數……甜者，皆是消渴症也。」直到今日，這些說法依然有很高的正確性。

「糖尿病」的學名 Diabetes 是怎麼來的呢？相傳是西元二世紀由土耳其的阿利提斯首度提出的，它的意思是「排泄多而且甜的尿液」。在十七世紀，糖尿病便被稱為「小便魔鬼」，所以可知早期的西方醫學家是由尿液中發現這種疾病的存在。

雖然一七七六年多卜生便正式從科學實驗中，證明尿液中的甜味是糖分，但也僅止於對糖尿病表層的認識，人們多圍繞在尿中含糖的特徵，對於病因及對抗它的治療方法，皆無所獲，所以當時被宣告罹患糖尿病的病人，只能坐以待斃，消極地等待死神的降臨。

直到一九二〇年，多倫多大學助教班亭才發現糖尿病的真正始作俑者——胰島素，更進一步在一九二二年成功製造出胰島素，並且為糖尿病患者注射，有效地控制了糖尿病的惡化。這對當時被視為罹患不治之症的糖尿病患者來說，無疑是上天賜予的奇蹟，從此糖尿病患者可以更堅強、勇敢地對抗疾病。此項成就不但替全世界的糖尿病患者帶來重生的曙光，更為他贏得一九三三年諾貝爾獎。因此國際糖尿病聯盟將胰島素發現者班亭的生日（十一月十四日）訂為「世界糖尿病日」，而於每年十一月十四日的前後幾天，國際糖尿病聯盟的各個成員組織，都會於各地舉行一系列全國性之宣導活動，希望藉此喚起民眾對糖尿病的認知與重視。

終身致力於治療糖尿病而被後人尊稱為「糖尿病之父」的約瑟理醫生，也對糖尿病提出頗精闢的見解，他說：「我們知其主因是由於胰島素的分泌不足，而使得體內的糖分運作受阻，多餘的糖就從尿液中排出。」這樣清楚明瞭的解釋帶給後來的研究莫大的助益。

雖然到今天我們已經知道，其實「糖尿」只是糖尿病的主要症狀之一，並非所有的糖尿病患者都會排放出糖尿，而排出糖尿的現象也非糖尿病患者專屬的特徵，但這些先賢們的研究，仍然是很重要的里程碑。

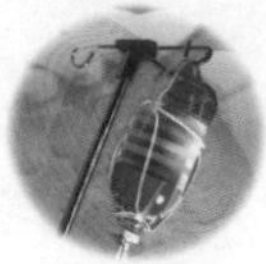

◆台灣狀況

在民國早期，幾乎沒什麼人患糖尿病。在那個連吃飽都成問題的年代，糖尿病等於是一種富貴病，只有富貴人家才有「資格」患病。但隨著時代的變遷，糖尿病的患病人口飛速地增加，使人不得不對糖尿病產生好奇，究竟為何像糖尿病這種慢性的文明病增加速度會如此之快？這個答案我們可以由衛生署的統計資料中一窺究竟：一九五二年位居十大死因的第一名是腸胃方面的疾病，其餘是一些急性傳染病，如肺炎、瘧疾等疾病，可想見在當時台灣地區生活、衛生條件惡劣的情況下，威脅國人健康的病因多是環境造成。而現今隨著都市化的腳步和生活水準的提高，在衣食不虞匱乏之際，種種文明病及不知名的疾病，也悄悄襲擊著國人的健康。

二〇〇六年的十大死因中，已不見急性傳染病的蹤跡，取而代之的是一些現代慢性的文明病，除了前面提到的，因社會經濟結構以及國民生活形態的改變之外，現代人不喜愛運動，也是被文明病纏身的原因之一。

是否罹患糖尿病，須親自到醫院接受專業醫師的詳細檢查，唯有經過醫院科學診斷之後，才能斷定是否罹患糖尿病。切忌自我判斷之後，即隨便聽信坊間的偏方療法，這樣只會延誤病情，對治療毫無助益。

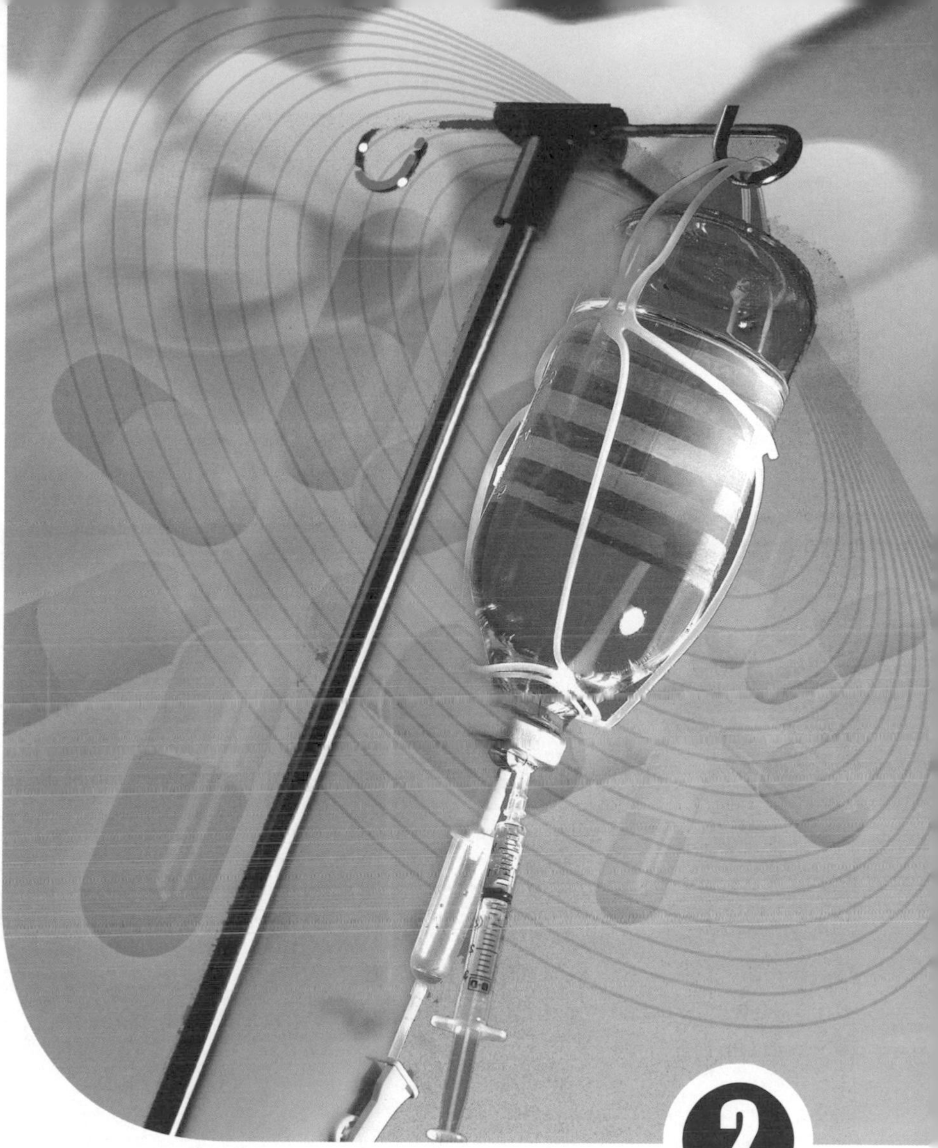

2

CHAPTER

認識糖尿病

◆新陳代謝

談到糖尿病的病因，我們須先對人體的新陳代謝做一番瞭解。我們都知道人類每日要食用三餐，以維持身體所需的能量，而我們攝取了食物之後，究竟人體是如何吸收這些養分，再供給細胞活動呢？答案就是靠身體的新陳代謝。新陳代謝能將食物轉變成養分，除此之外，它們的機能還包括維持正常體溫，製造、供給細胞活動的能量，細胞的更替換新，血液的循環等。可見它們的工作範圍是由頭至腳無所不包，而它們的重要性更是不亞於身體上任何一個器官，可以說沒有它們的正常運作，人生是黑白的。所以我們可以想見，若新陳代謝的機能受到阻礙，不僅身體會不健康，更可能會危及生命，而糖尿病也正是代謝機能與血管系統發生異常的一種疾病。

◆糖尿病的病因

追究起糖尿病的病因，主要是由於胰臟分泌胰島素的不足，或是胰島素無法正常發揮它的功能。

我們每天三餐的食物中，包含了許多營養，其中醣類、脂肪、蛋白質是熱量的三種主要來源。糖尿病患者因缺乏胰島素的正常運作，導致細胞無法藉由胰島素取得養分（其中糖分占相當大的比例），以便進一步轉化成能量。於是每當人體進食之後，血液中的葡萄糖濃度隨之升高，但因糖尿病患者無法正常分泌胰島素，以致細胞無法有效運

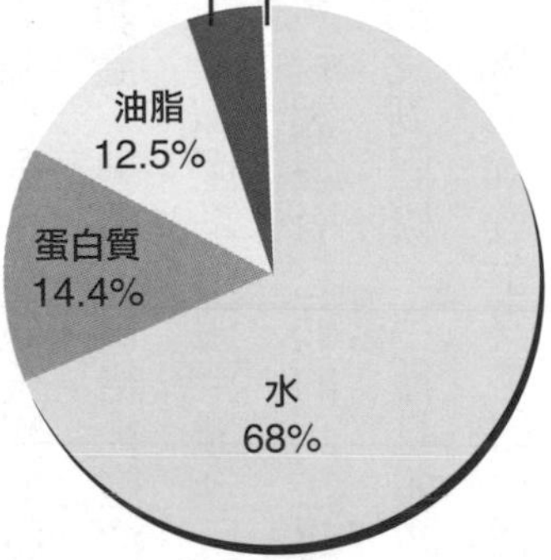

用葡萄糖，使葡萄糖滯積在血液中，此時血糖濃度必然激增。在正常狀況下，尿中應該沒有葡萄糖，但若血糖濃度太高，超出糖閾值，腎臟無法有效地將葡萄糖再吸收，便會有「尿糖」的情形產生。每人糖閾值不一定，正常人大約在一百八十（毫克／公合）之下。但我們不能單憑尿糖的排出，就斷定他是糖尿病患者，因為即使是健康的人，也有可能偶爾血糖過高，所以還需要配合其他各種檢驗，觀察其他症狀，才能做最後的判斷。

◆糖尿病的症狀

糖尿病早期往往是毫無症狀可言的，或許有些人會出現一些不引人注意的小毛病，但若是沒有刻意檢查，一般人通常無法察覺。就如眾所周知，糖尿病人因血中含糖量過高，會藉由尿液將糖分連帶大量水分排出，可是如此一來，體內漸漸失去大量糖分及水，自然會引發口渴的生理現象，口渴之後又喝水，喝水之後又排泄，

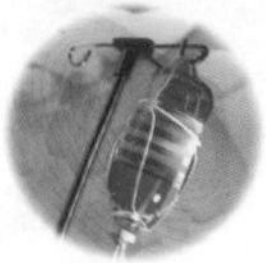

即產生「多飲水、多尿」症狀，而且還連帶會有疲倦、容易飢餓等反應。另一方面，由於身體無法長期攝取、利用能量，所以人體會產生多吃的欲望，體重卻相對減輕。上述諸症狀，端視個人的體質而有不同表現。大致而言，糖尿病最常出現的症狀，依然以多吃、多渴、多尿——「三多」為主；所以當你有以上症狀出現時，千萬別大意，那可能正是身體所發出的求救訊號。雖然當你接收到訊號時，糖尿病的病情可能已發展至某一種程度了，但別因此而灰心，所謂「亡羊補牢，猶未晚也」，只要能接受專業醫生的指導，每日按時治療，仍然可以恢復正常生活。

◆糖尿病的高危險群

其實糖尿病未必是那麼捉摸不清、難以治癒，它也有一些脈絡可尋。首先，我們針對一些糖尿病患者做分析之後，發現有幾點相似的特徵，也因為這些共同的因素，使他們成為糖尿病患者。這些特徵有：

1. **家族中曾有糖尿病患者出現**：因糖尿病患者可能會遺傳易發糖尿病的體質給下一代，所以會使他們罹患糖尿病的比例比一般人高出許多。

2. **肥胖者**：目前醫學界發現，肥胖者本身胰島素的糖代謝作用，較一般人來得差，所以得糖尿病的比例也比一般人大許多。

3. **中老年人**：正常而言，中老年人在生理上會漸漸退化，身體各器官機能相對也會老化，而影響到身體正常運作。所以如果步入中年以後，沒有養成生活規律及每天運動的習慣，任由身體日漸衰敗，極可能會招致糖尿病。

如果你身為上述的任一種族群，就必須特別注意，在平日飲食、運動習慣等各方面多做調整，並定期做全身健康檢查，以求能盡早在糖尿病肆虐之前，阻斷它擴散發展的可能性。

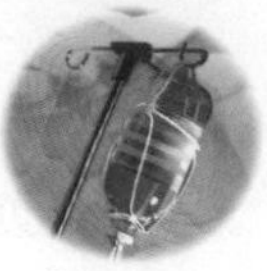

◆糖尿病的類型

糖尿病大都源自於胰島素的分泌異常，這一點無庸置疑。

胰島素的分泌障礙可分為兩種，即胰島素分泌絕對不足及分泌相對不足，因為這兩種分別，而各自造成兩種糖尿病的典型：

1. **第一型糖尿病：**以往稱為胰島素依賴型糖尿病。關於這一型的糖尿病，目前所知依然有限，只知道與遺傳、免疫系統及病毒感染有關，且發病者多以兒童、青少年為主。換句話說，當你身為好發糖尿病體質的同時，又遭受到外來，不論是病毒或其他誘因的侵害，使得胰島素分泌功能被破壞，長期下來就易造成糖尿病的爆發，而且往往發病不久後，病情即會加速惡化，每下愈況，甚至還會引發糖尿病酮酸中毒，威脅生命。所以此型病患大都依賴每日定時適量注射胰島素劑，以維持正常穩定的血糖濃度，使身體代謝正常，各器官也才能正常運作。

2.第二型糖尿病：以往稱為非胰島素依賴型糖尿病。此型病患多以中、老年人且肥胖者居多，且占總糖尿病人口的大部分比例，因此即是一般人印象中的糖尿病。由於近年來國人生活水準提高，營養過剩的情形愈來愈多，所以兒童及青少年的患病比例也日趨增加。

由於此類型的病患多源自胰島素分泌不足所致，所以只要遵照醫師指示服藥，並時時刻刻注意控制飲食、體重，定時接受治療，相信可以有效控制糖尿病的惡化。

◆糖尿病的併發症

糖尿病最令人無措的地方就是種種併發症的衍生。糖尿病的併發症可分為兩種：一種是急性併發症，另一種是慢性併發症。

一 急性併發症

急性併發症主要有四種：

1. 低血糖昏迷：多發生在接受胰島素注射或口服降血糖藥時，由於飲食及運動配合不當所引起。低血糖症發作時，病患會全身發抖、冒冷汗、飢餓、頭痛、心跳加速等，此時應補給糖分，如糖果、果汁等，然後等待症狀改善；若十五分鐘後症狀沒有好轉，應再重複補給糖分，若仍無好轉跡象，則應立刻送往醫院救治，以防止低血糖昏迷。

2. 酮酸中毒症：較常發生在胰島素依賴型的糖尿病患者身上，病因常是病人沒有注射足夠胰島素，或是身體突然需要較多胰島素（如：肺炎、急性腸胃炎等），卻沒有適當的增加胰島素劑量。

人體沒有胰島素的運作，就無法順利利用糖分，體內在無法得到糖分補充的情況下，脂肪組織就會進行分解，來解決體內缺少糖分供應的事實，但在脂

▶ 表2-1　糖尿病急性併發昏迷的鑑別

鑑別點		高滲性非酮症昏迷	酮酸中毒症	乳酸酸中毒	低血糖昏迷
病史		常無糖尿病病史，或僅有輕症，糖尿病多見於老年人	常有典型糖尿病史，中年人較多	常有糖尿病史或用降糖藥史	有低血糖病史
體徵	血壓	常降低	多正常	正常或降低	多正常
	呼吸	無特殊	有酮味、快而深	可快而深	增快
	眼底	無特殊	有糖尿病病眼底	無特殊	不一定
	皮膚	乾、彈性差	可乾、彈性差	無特殊	多潮濕
	體溫	可升高	無特殊	無特殊	無特殊
實驗室檢查	血糖	極度升高>600毫克%	升高，多<600毫克%	升高或降低	<40毫克%
	血酮症	陰性	陽性陰性	陰性	
	尿糖	強陽性	強陽性	可陽性	陰性
	尿酮體	陰性	強陽性	陰性	陰性
	酸鹼值	正常	降低	降低	正常
	血漿滲透壓	升高、常高於350mOsm	少數可輕度增高	多正常	正常或稍低

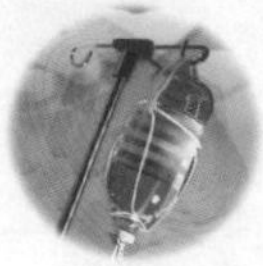

肪分解的同時，會生成大量的游離脂肪酸，並被輸送到肝臟，產生大量酮體及酮酸，最後造成人體內酸鹼平衡失調。患者通常會出現高血糖、脫水、呼吸快且深、血壓降低，進而造成意識昏迷，此時應立即送醫急救。

3. **高血糖高滲透壓非酮體性昏迷症：**多發生於第二型的患者，甚至也有過去從未發現自己有糖尿病的病友。此種情況的症狀為多尿、脫水、休克，若持續發展就可能造成昏迷。此症常會被誤判成中風而延誤治療，所以一旦發現病患有多尿、多渴時，最好立刻送醫檢查。

4. **乳酸酸中毒：**可能來自病患本身有某種原因不詳的感染，或是因脫水、休克而促成血液循環障礙，使體內沒有足夠的氧氣來幫助進行代謝工作，而產生乳酸。乳酸毒症會影響體內的酸鹼平衡，甚至危及生命。

二 慢性併發症

糖尿病的慢性併發症有很多，但因為糖尿病影響的範圍實在太廣，所以在此我們先大略介紹一些常見的併發症，在後面章節我們會有更詳實的討論。

1. **眼睛病變**：有許多糖尿病的併發症，會殃及眼睛。糖尿病患者較容易出現的眼睛病變有水晶體、玻璃體液以及視網膜的病變。水晶體發生病變時可能會產生「白內障」，但糖尿病所引發「白內障」的機會極小，而且透過手術切除的方式，即可使眼睛恢復健康。但視網膜病變就沒有這麼簡單了，它主要的表徵包括視網膜微血管擴大、微小血管動脈瘤以及血管硬化，更嚴重者會出現滲出物及出血。此外，若經由增生血管的牽引，還可能使玻璃體剝落、血管破裂，而使血液流入玻璃體液中，造成視力障礙。更麻煩的是，糖尿病患者發生此病症的比例相當高。

2. **腎臟病變**：腎臟屬於泌尿器官之一，所以腎臟方面的病變，多少也會禍及

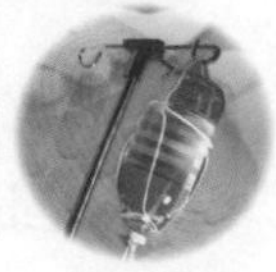

其他泌尿器官。其中最常發生的即是膀胱炎、腎盂炎，甚至造成腎絲球硬化而導致尿毒症的產生，且糖尿病發病的時間愈長，腎臟病變的發生率就會愈高，因此必須特別小心。要預防此類病變，平時可定期檢驗尿蛋白，觀察尿蛋白的排泄是否異常。

3. **神經病變**：糖尿病的神經病變可分為兩類：❶局部神經病變：如單神經病變、神經根病變。❷全面性神經病變：如多發性神經病變、自律神經病變。這些神經病變有的與血液循環障礙有關，有的與代謝異常有關。總之，這些病變的發生與糖尿病的控制，息息相關，密不可分。

4. **動脈硬化**：包括腦、心臟、腎臟以及末梢血管的動脈硬化。動脈硬化的原因大都是脂肪代謝的障礙，其次則為高血壓。脂肪代謝異常跟糖尿病之間有高度相關，因為它是在胰島素分泌不足下，脂肪分解大量的游離脂肪酸，而這些脂肪酸合成各類的脂蛋白所造成。

5. **牙病變：**糖尿病的高血糖症常會引起免疫失調，以及白血球異常，也可能由於唾液分泌量的減少，使口腔發生病變的機率大大提高，而其中尤以牙周病最常見。再加上糖尿病患者的傷口不易癒合，更影響牙周病的治療。要預防糖尿病所帶來的牙病變，除了控制糖尿病的病情之外，平時口腔衛生也要特別注意，飯後一定要記得漱口，可多使用牙線清潔牙縫異物，來長保口腔健康。

6. **足部病變：**在人體的器官中，一般人較少注意到足部健康，也正因為足部是人體的末梢部位，所以特別容易發生病變，尤其對糖尿病患者而言更是如此。會發生足部併發症的原因主要有三個因素：一是神經病變，二是血管病變，三則為感染所致。其實糖尿病患者的足部問題，常常困擾著患者，嚴重者還可能難逃被截肢的命運，所以一定要好好防範。

以上即是糖尿病較常出現的併發症，其所牽連範圍之廣，實在令人驚訝，而身心受到的折磨，更是無法想像。但「冰凍三尺非一日之寒」，併發症幾乎皆是因為

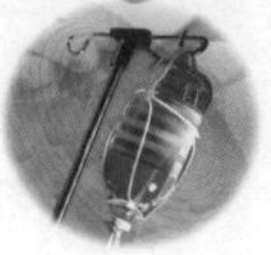

沒有良好的控制糖尿病，任其蔓延才影響到其他正常器官。所以平時的預防工作相當重要，事前只要多一分注意，勝過事發後的十分治療。

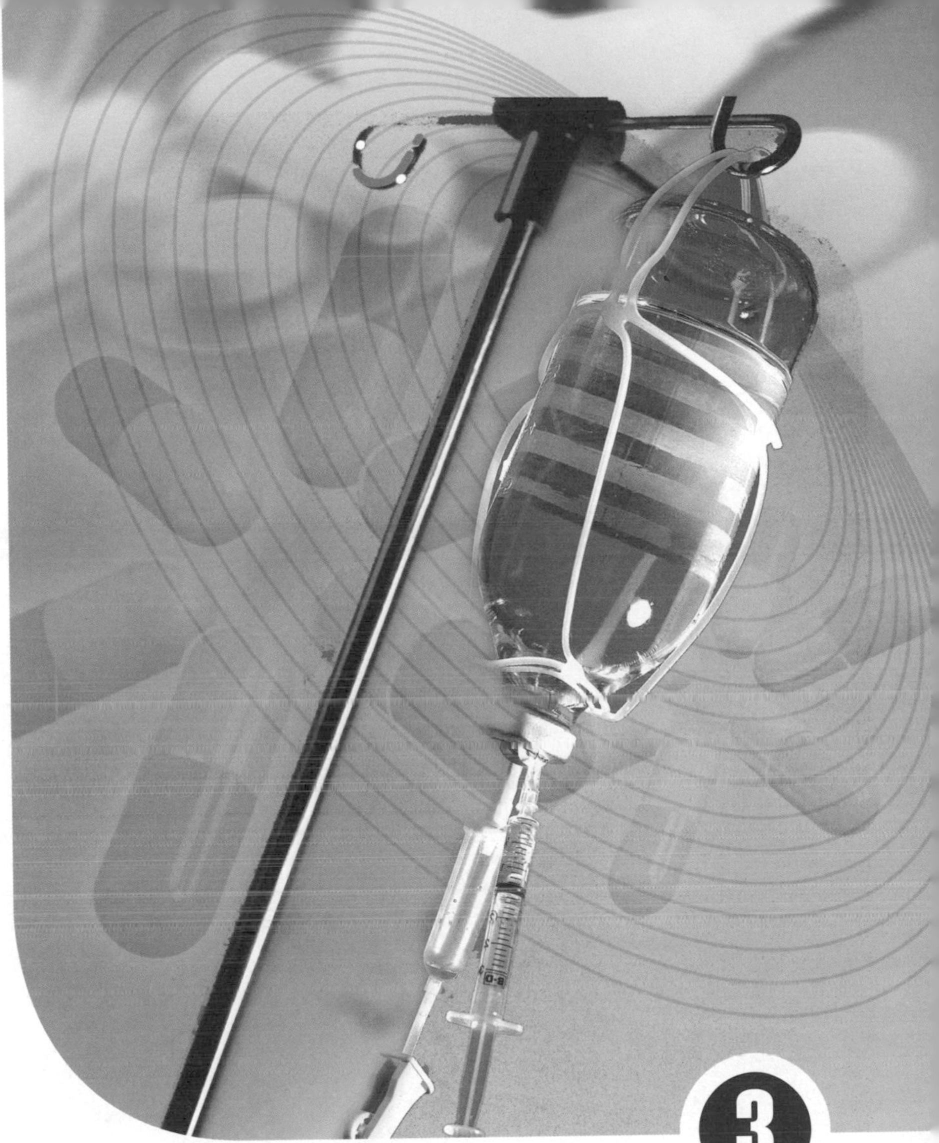

3

CHAPTER

糖尿病常見
101個關鍵問題

◆糖尿病的基本認識

Q1 什麼是糖尿病？

糖尿病是什麼？這個問題常有許多人在問。雖然一般人對它的症狀早已耳熟能詳，但對於糖尿病的形成原因，卻多一知半解。其實截至今天為止，醫學界對糖尿病的病因，仍有部分是未知的。就已知的部分而言，糖尿病是一種慢性疾病，主因是由於體內的葡萄糖無法正常地運用與儲存。而控制葡萄糖正常運作的祕密，即是一種由胰臟分泌出來的荷爾蒙，這種荷爾蒙稱之為「胰島素」。

簡言之，糖尿病就是胰島素的分泌出了問題，使得糖的代謝產生異常，進而誘發全身的各種問題。

Q2 胰臟在糖尿病上扮演什麼角色？

在瞭解胰臟的角色前，先讓我們來認識胰臟。「胰臟」位於腹部中央、胃的後下方，長十二至十五公分，約手掌般大小，重約六十至一百公克。胰臟同時屬於外分泌腺體和內分泌腺體，這是因為胰臟的腺體細胞可以分為腺泡細胞及胰島細胞兩類。其中腺泡細胞占大部分，它的主要工作是幫助消化和吸收養分，所以屬於外分泌腺體，而胰島細胞則會分泌荷爾蒙（升糖素、胰島素、生長抑制激素及胰多胜等），可以直接進入血液循環中作用，所以同時為內分泌腺體。

認識胰臟後，讓我們來看看它與糖尿病的關係。胰臟與糖尿病息息相關，因為糖尿病中最重要的因素——胰島素，就是由胰臟中的蘭氏小島（Islands of Langerhans）分泌的，而一個胰臟約含有一百萬個蘭氏小島。

胰島素由胰臟分泌出來後，會經由血液運送到身體的各個部位。胰島（即蘭氏小島）中包含四種細胞：

1. α細胞（Alpha cells）：占百分之十五，主要功能是製造升糖激素，可促進肝醣分解及減少葡萄糖的利用，進而增加血糖濃度。它體積之小，幾乎占不到胰島細胞的百分之一。

2. β細胞（Beta cells）：是胰島中最主要的細胞，約占胰島細胞的百分之五十，同時它也是維持人體正常代謝和生長不可缺少的物質，因為鼎鼎大名的胰島素正是由它所分泌，也因此它可促進組織細胞攝取及利用葡萄糖、抑制蛋白質與脂肪在肝臟內轉化成葡萄糖，並抑制肝糖分解，進而達到控制血糖的功能。

3. σ細胞（Delta cells）：主要分泌生長抑制激素（Somat- ostatin），是一種抑制胰島素與升糖激素分泌的細胞。

4. PP細胞：約占百分之十五，主要分泌胰多胜。

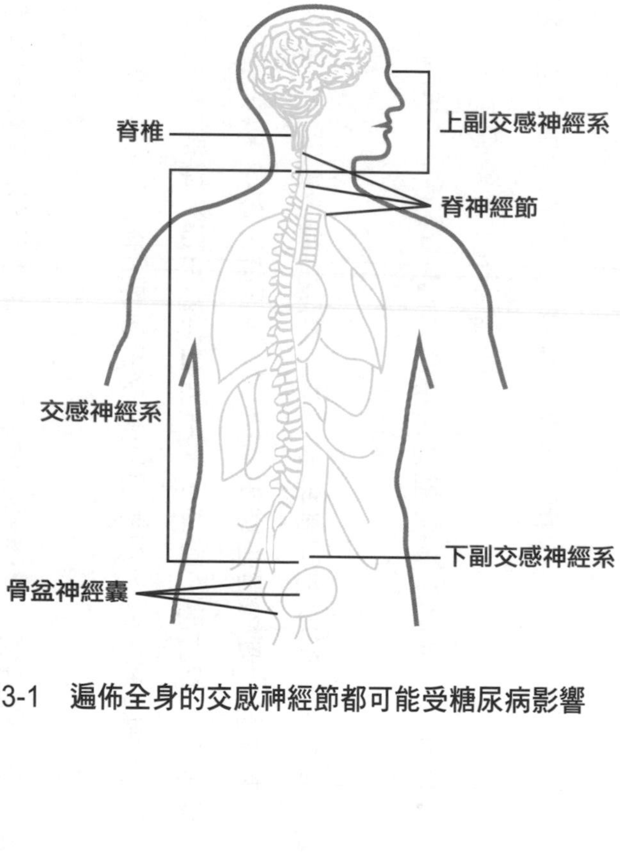

△ 圖3-1　遍佈全身的交感神經節都可能受糖尿病影響

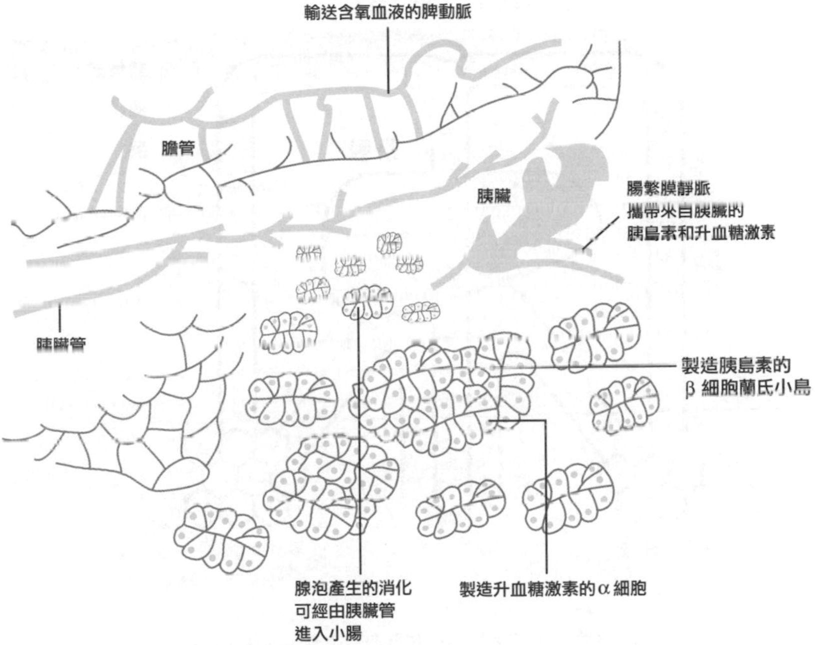

△ 圖3-2　人體如何製造胰島素

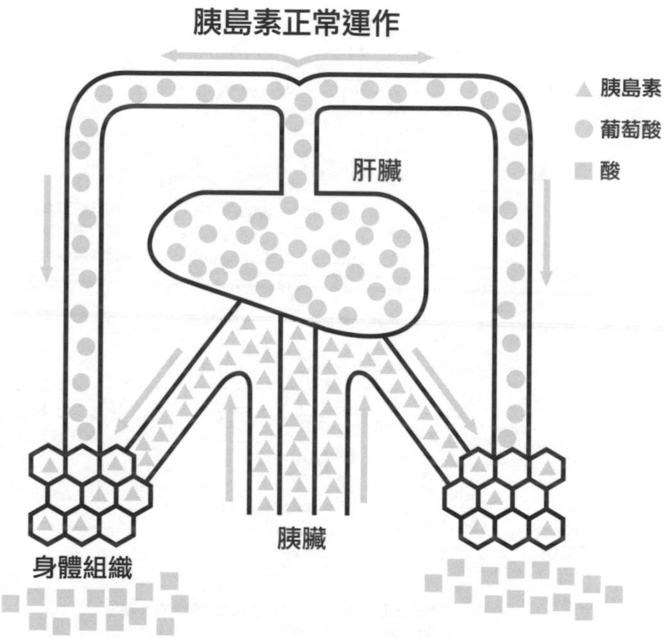

胰島素由胰臟產生，促使人體細胞利用葡萄糖產生能量，也促使葡萄糖形成肝醣儲存於肝臟中。當身體需的能量越來越多，所需的葡萄糖就越多，因此葡萄糖就會被釋放出來。

△ 圖3-3　胰島素的角色

Q3 胰島素如何影響三大營養素？

人體必須倚靠正常的新陳代謝，才能維持身體的健康。我們每天吃進去的食物會轉變成熱量，同時身體也會在攝取完養分、熱量之後，自行將不需要或剩餘物質，經由排泄系統排出體外。如此無止息的循環，精密的維持著我們的生命系統，使細胞持續成長、繁衍下去，而胰島素就扮演著居間協調的重要角色。

人類的食物中以三大營養素——碳水化合物、脂肪、蛋白質為主，三者都是重要的熱量來源，而又以碳水化合物占大部分，以下我們逐一介紹：

1. 碳水化合物：碳水化合物即是醣類，其中又可

▶ **表3-1　各種食用油所含的不同脂肪酸**

		飽和脂肪酸 (%)		不飽和脂肪酸(%)		
		棕櫚酸	硬脂酸	亞　酸	亞麻油酸	次亞麻油酸
動物性	豬　油	30	16	41	7	0
	雞　油	25	4	43	18	0
	奶　油	25	9	30	4	0
	牛　油	29	21	41	2	0
植物性	花生油	8	4	53	26	0
	黃豆油	9	2	29	51	7
	玉米油	13	3	31	53	0

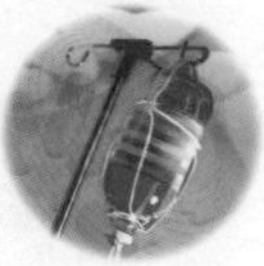

▶表3-2　各年齡每天之蛋白質需要量（克）

年齡＼單位	身高 公分 (cm)		體重 公斤 (kg)		蛋白質 公克 (g)	
0 月~	57.0		5.1		2.4/公斤	
3 月~	64.5		7.0		2.2/公斤	
6 月~	70.0		8.5		2.0/公斤	
9 月~	73.0		9.0		1.7/公斤	
1 歲~	90.0		12.3		20	
	男	女	男	女	男	女
4 歲~	110		19.0		30	30
7 歲~	129		26.4		40	40
10 歲~	146	150	37	40	50	50
13 歲~	166	158	51	49	65	60
16 歲~	171	161	60	51	70	55
19 歲~	169	157	62	51	60	50
31 歲~	168	156	62	53	56	48
51 歲~	165	153	60	52	54	47
71 歲~	163	150	58	50	58	50
懷孕　第一期					+0	
第二期					+10	
第三期					+10	
哺乳期					+15	

分為單醣、雙醣及多醣。其中單醣和雙醣易使血糖及三酸甘油升高，正常人食用之後，為防止血糖升得過高，胰臟會分泌胰島素來抑制血糖濃度，胰島素可幫助葡萄糖轉化成肝醣儲存於組織中，所以正常人在用餐後，百分之八十的碳水化合物會儲存於肝臟。稍後，升糖激素會進行分泌，放出葡萄糖供其他組織使用或貯存。但是糖尿病患者因無法正常分泌胰島素，以致不能有效控

▶ 表3-3　幾種食品蛋白質的含量

食品名	蛋白質含量	食品名	蛋白質含量	食品名	蛋白質含量
玉米	9.0	黃牛肉(瘦)	18.8	鮮羊奶	1.5
米飯	2.8	黃牛肉(半肥)	16.7	脆魚丸	11.7
白米	6.5	鴨肉	21.5	虱目魚	19.2
麵粉(低筋)	9.0	豬血	4.0	雞蛋	11.1
麵粉(高筋)	12.0	豬肉(肥)	3.0	槍烏賊(小管)	16.5
甘藷	1.8	豬肉(瘦)	14.6	旗魚	23.5
豌豆(乾)	23.1	鴨蛋	13.0	蘿蔔(菜頭)	0.7
花生米	24.7	鮮牛奶	3.0	菠稜菜	2.3
黃豆	26.8	全脂奶粉	26.0	木瓜	0.5
豆腐	6.4	脫脂奶粉	35.0	酵母粉	42.8

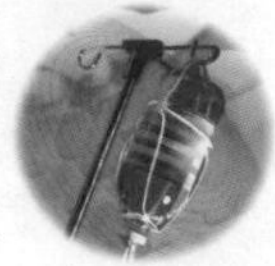

制血糖濃度，所以糖尿病患者需要節制此類食物的攝取。但由於碳水化合物是人體主要的熱量來源，不可能完全不食用，因此我們需要在「選擇」上下工夫。那要如何選擇呢？答案是選擇「多醣」，這是因為多醣類是由許多葡萄糖分子連結而組合成的複合性碳水化合物，在小腸中分解速度較其他物質慢，所以血糖濃度不至於一下子激增太高，因此專家建議，攝取此種醣類較佳。

2. **脂肪：**脂肪以動物性食物為主，例如豬油、肉類。在三大營養素中，也以脂肪的卡路里最高，一公克的脂肪即可產生九大卡的熱量。脂肪會在體內被分解成脂肪酸，而脂肪酸又可分為飽和脂肪酸和不飽和脂肪酸。飽和脂肪酸會增加膽固醇在血液中的含量，而不飽和脂肪酸卻有減少膽固醇的功能。血液中的膽固醇含量若偏高，極易造成糖分及脂肪代謝不正常。

3. **蛋白質：**蛋白質是人類產生熱量（一公克四大卡）及製造血液、肌肉的來源，除此之外，胰島素和其他荷爾蒙也都來自蛋白質的產生，所以蛋白質可說是維持生命的必要物質。此外，人體中的蛋白質可轉化成糖質或脂肪的形態，但脂肪及糖質卻無法形成蛋白質，這又證明了蛋白質是無可取代的營養素。蛋白質進入體內後會被分解為各類胺基酸，再被合成利用。但有八種胺基酸是無法在體內自行合成的，必須從食物中攝取，故被稱為必需胺基酸，含量以動物性蛋白質及豆類製品中最多。

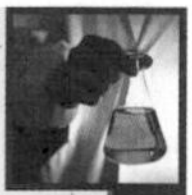

糖尿病小常識

＊醣類有三種：❶單醣：即葡萄糖、果糖。❷雙醣：有蔗糖、麥芽糖以及乳糖。❸多醣：有澱粉、纖維素等。

＊飽和脂肪酸：通常指動物油中的脂肪酸，攝取後容易使血膽固醇上升。糖尿病患容易有脂質代謝異常的現象，攝取過多的飽和脂肪酸，容易罹患冠心病。

＊同化作用：胰島素促使碳水化合物合成肝醣的作用，稱之為同化作用。反之分解體組織的過程，即稱為異化作用。

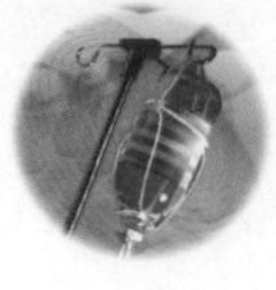

蛋白質可在胰島素的促進下轉變成組織中的蛋白質，此稱為同化作用。而在兩餐之間與夜間，胰島素可抑制組織蛋白質的分解，及限制肝醣分解，此為異化作用，所以胰島素可說是唯一具有同化及異化作用的荷爾蒙。

4 胰島素和糖尿病的親密關係為何？

瞭解胰島素的功能及作用後，我們再進一步解釋糖尿病與胰島素的關係。糖尿病乃起因於胰島中的β細胞所分泌之胰島素，有「絕對性不足或相對性不足」的現象。患者在吃飯後，因為缺乏胰島素正常運作，來幫助葡萄糖儲存於各組織中，所以飯後血糖會持續居高不下。不但如此，在兩餐之間及夜裡，因為胰島素不能發揮功能，這時血糖值也會偏高。加上早上荷爾蒙作用，所以患者早晨雖未進食，其血糖濃度仍然偏高，這種現象我們稱之為「黎明現象」。此外，因為缺乏胰島素分泌，使得肌肉、脂肪組織及肝臟正常使用葡萄糖的機能發生障礙，而且肝臟釋放之葡萄糖也無法運用，所以可能會造成「高血糖症」，使腎臟無法再吸收體內的葡萄糖。這些不能被吸收運用的葡萄糖，混雜著水分，一起由小便排出人體外，造成多尿及尿糖等現象；往往也因為多尿糖尿，而易造成病患脫水及疲倦，也會有頭痛等現象。這些因糖尿病而產生的症狀，我們會在後面詳加介紹。

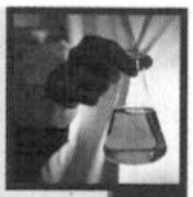

糖尿病小常識

* 胰島素絕對不足：指胰島β細胞已遭嚴重破壞，胰島素的分泌量非常稀少，幾乎測量不出胰島素，所以稱之為胰島素絕對不足，多為胰島素依賴型糖尿病。相同地，「胰島素相對不足」，即是指病人的胰島β細胞因損傷較輕，所以所分泌出之胰島素比正常值略低。
* 黎明現象：即糖尿病人在黎明時，會出現高血糖現象，故稱黎明現象。主要原因是午夜過後，體內之生長激素增多，而使血液中之生長激素偏高，此時即需要較多胰島素來維持血糖正常。但糖尿病人因胰島β細胞功能受損，不能正常分泌胰島素，所以糖尿病人會出現黎明現象。

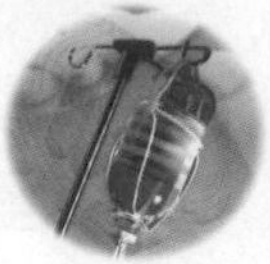

5 如何得知自己有糖尿病？

醫院中主治糖尿病的醫師面對患者求診時，通常會先進行診斷，以便確定及瞭解病情，做出正確的判斷，幫助病人恢復健康。下面就是糖尿病診斷時主要的程序：

問診內容	項目
1. 生理檢查	身高、體重、血壓及其他生理狀況。
2. 追查相關病史	個人病史、開刀妊娠歷史、家族病史。
3. 臨床表現症狀	是否有「三多」現象——多尿、多食、多飲、尿糖，以及體重減輕、容易疲憊等症狀。
4. 有無發現其他併發症	如血管病變、神經系統病變、視力、足部等問題。
5. 診斷化驗	[1]尿糖、[2]血糖、[3]葡萄糖耐性試驗、[4]其他。

註❶：檢查尿糖：尿糖的存在與否，是人類最先發現糖尿病的起點。為何糖尿病患者會有尿糖現象？這是因為正常人血液中的葡萄糖，會經由腎臟的腎絲球及腎小管過濾吸

收養分，同時將廢物釋出，再隨尿液排出人體外，此時血液中的葡萄糖含量會恢復正常。一般而言，血糖濃度低於一百八十（毫克／公合）時，血液中的葡萄糖可經由腎臟吸收，但如超過這個腎糖閾值，腎臟無法吸收過多的葡萄糖，就只好任其排入尿液中，此時就發生尿糖現象。而葡萄糖的腎臟閾值會因人而異，尤其會隨著年齡、懷孕或腎臟本身疾病而變化，所以糖尿病可能會有尿糖現象，而有尿糖者不一定是糖尿病患者。因此近來已少採用此法。

註❷：檢查血糖：血糖的診斷，對糖尿病患者是決定性的一項判斷標準，目前世界上採訂一定標準：空腹血糖大於或等於一百二十六（毫克／公合），有臨床狀況及任一血糖大於或等於二百（毫克／公合），或口服葡萄糖耐性試驗，兩小時血糖大於或等於二百（毫克／公合），合乎三者之一即判斷為糖尿病。

註❸：葡萄糖耐性試驗：此法比單純檢查血糖更準確、靈敏。受檢者在檢查前三天，每天至少攝取二百五十公克碳水化合物，檢查前一日晚上十一點後開始禁食。檢驗當天先空腹抽血，然後讓受檢者喝下以二百五十到三百毫升的開水所沖泡之七十五公克葡萄糖溶液，之後每三十分鐘再抽血一次至兩小時為止。

註❹：其他：其他包括檢查患者的胰島素、糖化血色素等。但就目前為止，還是以前述三項的臨床診斷方法為主流。

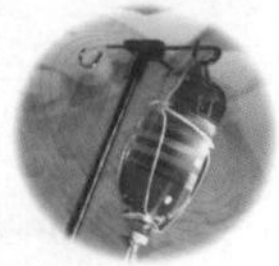

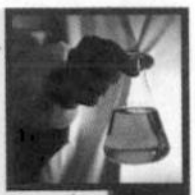

糖尿病小常識

* 腎糖閾值：正常的腎糖閾值在一百六十至一百八十（毫克／公合）之間，但因人而異，當血糖超出人體的腎糖閾值，就會有尿糖出現，正常人的糖尿應為三十二至九十三毫克左右。
* 糖尿：雖然糖尿病患者有許多人會有糖尿現象，但是正常人也有可能突然出現糖尿，尤其孕婦還有可能因懷孕的關係，而出現「懷孕性糖尿病」。另外，腎臟發生障礙時，亦有可能發生腎性糖尿的症狀。

Q6 什麼是糖化血色素（HbA_1C）？

簡單的說，糖化血色素的檢驗，就是要查出體內血紅素與葡萄糖結合的比例。因為這種血紅素與葡萄糖的結合一旦發生後，就會持續一段時間（約一百二十天），所以它可以顯現出最近二至三個月內的血糖變化，是目前醫師長期監控糖尿病的常用方法之一。

除此之外，糖化血色素還可以顯現糖尿病患者併發心血管疾病的風險比率，研究指出，若糖化血色素上升百分之一，心血管疾病致死的危機就可能會提高百分之四十，患者要多加注意。

Q7 誰是糖尿病的高危險群？

其實糖尿病並不像大家所想像的如此難以捉摸，而是有跡可尋的，所以只要充分認識它，注意身體健康並維持正常飲食、體重，還有每半年做一次全身檢查，就可以有效的抵擋它的侵害。尤其是年逾四十歲以上的中年人，更須注重身體的保養，畢竟身體已慢慢進入老化階段，再加上平時若無視於飲食起居的正常規律，自然會毛病百出。所以我們平常就應該要多注意、小心，不要等症狀都找上門，才發現病入膏肓，這樣才是正確的保健之道。

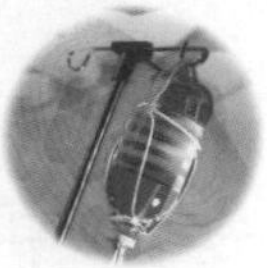

有一些人列屬糖尿病的高危險群，卻無認知，猶如盲人駕車一般，等到疾病纏身時，不但自己受苦，家人也跟著擔心。人家常說預防勝於治療，這句話實在是醫療界的真理。所以我們現在就來看看，究竟哪些因素會使人容易罹患糖尿病。

1. 家族遺傳：雖然沒有正式報告研究指出，糖尿病是如何遺傳給家人的，但是有糖尿病家族史的人，罹患糖尿病的機會是普通人的五倍以上。所以若身為糖尿病患者的家屬，一定要更加注意預防糖尿病的發生，定期到醫院做全身身體檢驗，才能早期發現、早期治療。

2. 肥胖：現代人常常有肥胖的現象，「能吃就是福」、「心寬體胖」，這些在中國農業社會對肥胖的讚譽，都應該統統拋掉；這無關美醜，卻有關健康。造成肥胖的原因很多，長期的缺乏運動，再加上過量的飲食，就容易肥胖。根據統計，百分之九十的糖尿病患皆是肥胖者，尤其飲食不規則，喜歡暴飲暴食者更容易罹患糖尿病，所以肥胖者要特別當心。此外，根據統計，在年輕時就已肥胖者會比中年後才肥胖者，更容易罹患糖尿病，而屬於中廣身材者要比臀部、大腿肥胖者更容易罹患糖尿病。為什麼糖尿病會挑上肥胖者呢？這是因為人體攝取過多飲食而運動又不足時，食物中的碳水化合物經過消化吸收，血液中的胺基酸、葡萄糖的濃度會隨之升高。此時β細胞會分泌出較多胰島素來抑制血糖濃度，而胰島素也會促進脂肪的合成，脂肪產生後，就會造成肥胖。由於這些脂肪細胞的需求，再加上標靶細胞上胰島素受體數量減少，胰島素無法滿足其需求，使這些細胞不能攝取到足夠的能源，人體只好求助於更大量的進食，卻因此造成血糖過高，而引發糖尿病性糖代謝異常，這就是肥胖者易患糖尿病的原因。

3. **性別**：除了少數國家，如印度之外，世界上多數國家之糖尿病的盛行率，皆是女性多於男性，而台灣亦是如此。為何女性會多於男性呢？主要的原因還是女性的肥胖人數較多，所以比較容易罹患糖尿病。

4. **年齡**：雖然近年來低齡人口罹患糖尿病的人數有逐年增加的趨勢，但中、老年人患病的比例還是來得比較高。主要因為中年之後，人體的器官機能會漸

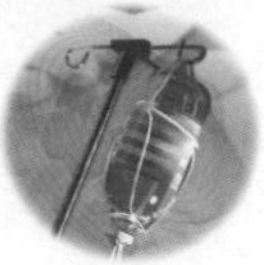

漸老化，而且運動量較一般年輕人減少許多，再加上鎮日工作，不注重飲食、生活、健康習慣，就更容易成為「高危險分子」。

5. **曾罹患妊娠性糖尿病：** 妊娠性糖尿病患者生產後，雖然大部分的人會恢復正常，但是日後約有四到六成會轉變成糖尿病。

6. **本身已有胰臟疾病：** 不論是先天性胰臟障礙或後天性胰臟功能受損者，胰島素的分泌都會受到影響，進而影響血糖不正常，所以較容易罹患糖尿病。

7. **酗酒：** 酗酒者也較易罹患糖尿病。眾所周知，酒精會嚴重傷害肝機能，因此長期酗酒便會間接使儲存於肝臟的脂肪代謝異常，最後引發酒精性胰臟炎，造成胰臟功能障礙。如此一來，也較易成為糖尿病的受害者。

病例

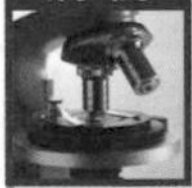

一名六十歲婦人，在五十歲時即被發現患有糖尿病，在長期藥物、飲食治療之下，總算控制住糖尿病病情。但在一次定期的健康檢查中，卻發現她現年約四十歲的兒子也成為糖尿病初期病例，而且平時並無明顯症狀出現，只是較易疲憊而已，這個案例再次證明了遺傳因素也是糖尿病的因子之一。

8 糖尿病會遺傳嗎？

我們前面曾提到糖尿病患者的家屬，比一般人的患病比例來得高，在這裡我們就詳細討論一下。長久以來，遺傳即是糖尿病的主因之一，多數糖尿病學者認為，糖尿病會遺傳是因調節血糖的基因組合產生異常，而容易觸發糖尿病。簡單地說，糖尿病患者遺傳給下一代的不是糖尿病本身，而是容易發生糖尿病的體質，臨床上

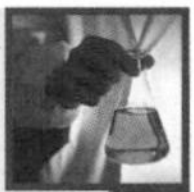

糖尿病小常識

＊英國曾有專家針對同卵雙胞胎進行糖尿病遺傳的追蹤觀察，結果發現，胰島素依賴型糖尿病雙胞胎，同時罹患此病的比率為百分之五十四，而非胰島素依賴型糖尿病雙胞胎一同患病比例更高達百分之九十一，由此可證明糖尿病具有遺傳性。

稱之為「糖尿病易感性」。醫學界還曾發表過一份報告，證實全世界大約有百分之二十的人帶有糖尿病的遺傳體質。數據指出，在糖尿病患者之中，如果父母皆患此病，其子女得到糖尿病的機率為百分之四十五，約為一般人的五倍。雖然迄今還未發現是什麼特殊的基因，也不清楚以什麼方式確切的進行遺傳，但可以確定的是糖尿病具有遺傳性，而且以非胰島素依賴型糖尿病最為明顯。所以家族中有糖尿病病史的記錄，就要更加小心注意糖尿病的預防了。

Q9 糖尿病有很多種類嗎？

糖尿病的類型有四種，主要為第一型及第二型兩種。

1. 第一型糖尿病：是幼年型糖尿病，又稱胰島素依賴型糖尿病（IDDM），顧名思義，即是須長期依賴胰島素。此型病患主要是因胰島素分泌絕對不足，好發於兒童及青少年，但其他年齡層亦有分布。這類型病患常常是突然爆發，令人措手不及，若不立刻做適當治療，除會影響糖代謝之外，還會影響脂質代謝，容易發生酮酸血症，相當危險。至於為何會發生第一型糖尿病，醫學界中主張是因為自體免疫異常造成，簡單的說，就是因病毒、遺傳或某種飲食，造成β細胞被異常的自身之免疫反應選擇性地破壞，而導致血糖無法正常運作。此類型病患百分之四十至百分之七十會在血清中檢查到此抗體，這種抗體會對抗自身的蛋白，而產生自家人打自家人的情形。第一型糖尿病患者在接受胰島素注射之後，臨床症狀會好轉，但切勿掉以輕心而以

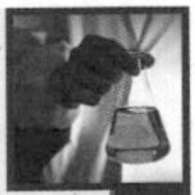

糖尿病小常識

＊標靶細胞：胰島素作用的標靶細胞主要有肝細胞、脂肪細胞、肌肉細胞、血細胞、肺臟和腎臟的細胞、睪丸細胞等。

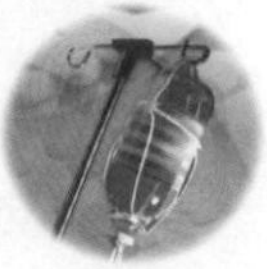

為痊癒，這時常只是所謂的「蜜月期」，大約只有數星期到幾年光景，其間還是要繼續依賴胰島素治療來控制病情，才不會造成遺憾。

2. **第二型糖尿病**：是成年型糖尿病，又稱非胰島素依賴型（NIDDM），這是我們熟知的類型，約占所有糖尿病的百分之九十以上。此型多發生於中年以後，發病的過程較和緩，但也正因為如此，在早期的忽視之下，往往造

▶ 表3-4　各型糖尿病之比較

類型／項目	第一型糖尿病（胰島素依賴型糖尿病）	第二型糖尿病（非胰島素依賴型糖尿病）
又稱	幼年型糖尿病	成年型糖尿病
發病年齡	任何年齡，但多見於二十歲以前	任何年齡，但多見於四十歲以後
發病率	少見，只占中國糖尿病人中1%至2%，但有增加趨勢	常見，占糖尿病人口95%以上
病發速度及原因	急性，與濾過性病毒感染有關	慢性，多與肥胖有關
發病速度	快且嚴重	較慢且溫和
體型	體型多為消瘦型	80%以上多為肥胖型
遺傳	較少	關係密切
治療方法	注射胰島素	早期應注意體重、飲食，並適當服用口服血糖藥物，晚期可能也須注射胰島素

成不可挽回的局面。第二型發病的原因，主要是因為β細胞分泌相對不足而造成，導火線多來自於肥胖，還有遺傳因子的影響。第二型糖尿病患若控制不當，很容易會產生高血糖昏迷及各種併發症，所以必須注重飲食控制或服用降血糖的藥物，以便控制病情。

3. **其他**：已知的特有病因型糖尿病。

4. 妊娠型糖尿病。

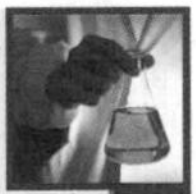

糖尿病小常識

＊蜜月期：指胰島素依賴型糖尿病患者在接受胰島素治療後，分泌胰島素的β細胞功能改善，糖尿病情大為緩解，所需胰島素劑量即可減少，這段期間可持續幾個月，甚至一年。所以在初期接受治療時，切勿因病情改善，就停止注射胰島素，這樣很容易發生危險。

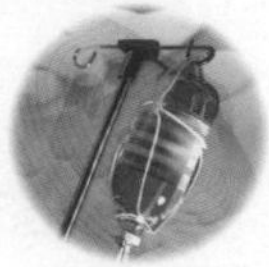

10 糖尿病會有哪些症狀？

糖尿病早期大部分沒有顯著的症狀，也正因為如此，所以常常容易被人忽略。在此期間，病患不一定會有嗜吃甜食、多尿、口渴等各種症狀，尤其是第二型糖尿病患者（第一型糖尿病發病時較明顯），我們很難從日常生活中發覺，除非到醫院進行糖尿病相關的檢查，否則無法得知是否患有初期糖尿病。許多研究報告中也指出，糖尿病往往要在發病五至十年後才會被診斷出來，因此年逾四十歲及高危險群的族群，最好能每半年做一次全身檢查，才能真正診斷出隱藏在身體角落的疾病，千萬不要抱著鴕鳥心態，不敢面對，以致延誤了病情。

糖尿病中期以後漸有許多症狀出現，其中典型的症狀有「三多一少」、容易疲勞等，甚至有些病患是因為出現糖尿病併發症，才發現身患糖尿病。所謂「三多一少」是指多尿、多渴、多吃、體重減少。會發生這些症狀的原因，是源於糖尿病患者血糖過高，體內葡萄糖無法正常運用，以致造成滲透性利尿，由於多尿的因素，人體需要更多水分補充，故造成多渴的結果；此外，葡萄糖無法被吸收利用，體內嚴重失糖，所以會刺激人體進食以攝取能量，造成多吃的症狀。但不論吃下多少食物，由於體內缺乏胰島素的關係，還是無法留住葡萄糖，只好又任其流失，而拿脂肪及蛋白質來代替，加速能量消耗，使體重下降。能量不足，自然容易疲倦。

除了上述常見的症狀之外，還有許多其他生理上的症狀，如皮膚發癢、傷口不易癒合、婦女外陰搔癢等，這些徵兆都是警告人們的訊號，千萬不要視而不見，以免造成更嚴重的遺憾。

病例

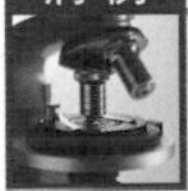

在實際病例中，有許多病人像王先生一樣有「三多」症狀，異常口渴，喝水的次數比以前明顯增加，但這些喝入體內的水分，卻又隨糖分被排放出來，所以病人又喝大量的水，然後陷入不斷的循環，讓人深感沮喪，其實若能好好控制病情，這些症狀都是可以減輕的。

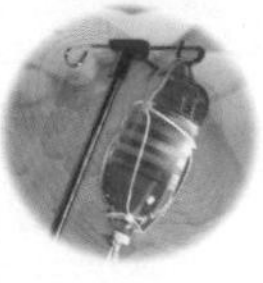

11 糖尿病分成哪些階段，各階段會出現什麼特有的病症？

糖尿病若依症狀分可分為四個階段，這四個階段分別是：預期型糖尿病、潛伏型糖尿病、化學型糖尿病以及臨床型糖尿病。各階段皆有不同特徵症狀，患者不一定會依此階段順序發生，但瞭解四階段卻能夠幫助讀者更快、更清楚瞭解糖尿病的始末。

1. **糖尿病前型**：是指在糖尿病未發生之前。它是一種回溯性的診斷，在兩種情形下我們會使用這個名詞，一是由糖尿病患者得知罹患糖尿病之後，回想發病以前的情況；二是糖尿病高危險群，例如家族中有糖尿病患者，也可當作預期型糖尿病。

在此階段，患者不會發覺任何症狀，而且各方面的檢驗，如血糖、尿糖、血壓等也相當正常，沒有任何代謝紊亂的困擾。唯一有問題的僅是一些微血管的變化，不少學者以電子顯微鏡研究病人微血管變化，發現他們的微血管基膜組織有部分缺陷，這可能是日後病變的病灶。糖尿病前型的患者應特別注意適當飲食，並保持理想體重，生活作息正常，或許就可以減少糖尿病的發生。

2. **潛伏型糖尿病**：又稱為壓力性糖尿病。此類患者過去曾有一段期間得到糖尿病，譬如懷孕、肥胖、感染，或是受到壓力致使血糖突然升高，雖然已恢復正常，一切症狀、檢驗都證實沒有糖尿病存在，但是為防萬一，還是得做定期檢查，以確定糖尿病未再復發。科恩博士曾對糖尿病人做過分

表3-5 各型期糖尿病之同異特點比較表

型期		葡萄糖利用試驗結果OGTT	血中似胰島素物質或胰島素	糖尿病症狀	微血管的病變
預測型潛伏型糖尿病（非化學檢查法可發現者）		正常	增加	無	+
化學型糖尿病		不正常或正常	增加	無	+
臨床型	未成年型	不正常	無或減少（初期或有時增加）	有	++
臨床型	成年型	不正常	增加或正常	重或輕	++

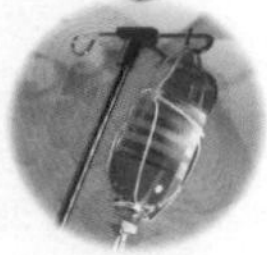

析，並且將潛伏型糖尿病的人列為典型糖尿病的高危險群。之後他建議這些高危險群應每半年做一次全身檢查，以早日發現疾病。

潛伏型糖尿病的危險因子包括：❶家族中有人曾罹患糖尿病。❷體重過重。❸曾暫時性的出現過尿糖。❹曾生產過四公斤以上新生兒的婦女。❺曾連續發生自然性流產的婦女。❻曾連續發生死胎或新生兒死亡的婦女。❼曾患孕婦尿道感染。❽曾患孕婦毒血症。❾產後體重迅速增加。❿懷孕時曾患妊娠糖尿病。⓫曾為腎性尿糖症。⓬曾有自發性血糖過低者。⓭不明原因的精神病患者。

3. **化學型糖尿病**：又稱無症狀糖尿病。此階段尚未出現任何明顯症狀，但若施以化學檢驗，卻可偵試出一些端倪。化學型糖尿病患者的葡萄糖耐量試驗（OGTT：Oral Glucose Tolerance Test）已明顯異常；空腹血糖值通常正常，但飯後血糖值往往過度升高。這個階段患者已經在危險的邊緣，卻仍可能因沒有明顯症狀而掉以輕心，變成糖尿病患者，實在不可不注意。

4. 臨床型糖尿病：又稱明顯型糖尿病，也就是我們一般所認知的糖尿病。依據糖尿病發病的年齡還有症狀，我們又可分為糖尿病第一型（幼年型糖尿病）及糖尿病第二型。此階段病患的臨床表徵已十分明顯，如口渴、多尿、多吃、皮膚易感染，而且隨時都可檢驗出尿糖及血糖明顯升高。

12 什麼是黑色棘皮症？與糖尿病有關聯嗎？

黑色棘皮症大都發生於肥胖一族，它的病因是由於體重過重，體內必須分泌大量胰島素來維持血糖濃度，而造成皮膚過度增生與角質化。病友的患處會產生棕灰色不規則的皺摺及突起，最常發生的部位是後頸、腋下、大腿內側，感覺就像是清洗不乾淨的髒污。

需要注意的是，罹患黑色棘皮症後，將來發生糖尿病的機會也會增加，這是因為黑色棘皮症的病因為高胰島素血症，而高胰島素血症未來很可能會引發糖尿病。

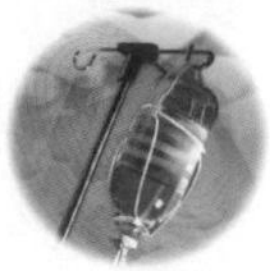

因此當肥胖患者出現黑色棘皮症時，要更注意自己的身體，以免在不知不覺間掉入糖尿病的陰影中。

13 血糖的來源和作用為何？

血液中的葡萄糖稱為血糖，而血糖值即是代表血液中葡萄糖的濃度。血糖來源有三：一是在飯後，醣類會因小腸中酵素的作用，而轉變成葡萄糖吸收到血液中；二是在空腹時，原本儲存在肝臟的肝醣，會分解成葡萄糖，以解一時之急；三是空腹時，蛋白質及脂肪也會各被分解成胺基酸及甘油，進而轉變成游離葡萄糖，然後被釋放到血液中。血糖在身體中扮演著重要的角色，它不止提供各組織能量，還可以轉化為各種形態來儲存，使人體維持活力和生命。而其數值的多少，是隨肝功能及血糖水平而定。

14 人體的血糖如何維持恆定？

正常人血糖會在一定範圍內波動，即是六十至一五十毫克／公克之間，但若為糖尿病患者，則會導致血糖無法維持恆定，各種病痛便會接踵而來。

血糖濃度的恆定，常維繫於以下三者之正常與否：

1. 肝臟：血糖會被合成為肝醣或脂肪儲存於肝臟，以備人體的不時之需。當飢餓時，血液中的含糖量降低，腦細胞和血球細胞即會發出警訊，此時肝細胞便會將儲存的肝醣分解或糖質新生，使血液中的含糖量上升。每天人體可生成一百至一百五十克葡萄糖，而其中百分之九

病例

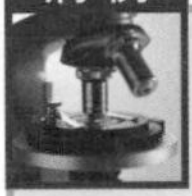

在急診病房中，曾有一位先生為糖尿病患者，每天都要注射胰島素，但由於事業失敗使王先生心煩意亂，因此接連忘記注射，導致血液中酮酸增加，血液呈酸性而中毒，最後變成糖尿病性昏睡。醫生在診斷瞭解之後，立刻施以胰島素注射，王先生才漸漸恢復正常呼吸，並且慢慢有了意識。經過了這次的教訓，家人與王先生對維持血糖這件事更加重視，畢竟少了健康的身體，再大的事業都沒有任何意義。

十即來自肝臟。

2. 激素：人體中有三種激素會相互配合來穩定血糖，它們分別是：❶胰島素：胰島素是唯一使血糖降低的激素，所以若缺乏胰島素，血糖可能會居高不下，而造成糖尿病的發生。❷升血糖素：升血糖素是由胰島α細胞分泌，會使血糖提高。❸腎上腺素及生長激素：這兩種激素也可使血糖升高，以應付各種狀況。

3. 神經系統：神經系統的作用有兩種，一是透過交感神經抑制胰島素，使血糖升高；二是透過副交感神經，使胰島素增加，血糖即可降低。

15 糖尿病患要多久測一次血糖？

一般而言，糖尿病病情穩定後，人約每週要檢查兩次空腹血糖及飯後血糖；若處於病況還不穩定、有嚴重的糖尿病併發症、或妊娠期婦女，則需要更頻繁的檢驗。通常來說，除非年紀過小或過大，否則大多數的病患都可以自行至醫療器材行等處購買小型、可自行在家中檢測的儀器，來監測自己的血糖。但注意購買時要正確的學習檢測方法，以免造成誤差，且如果有任何異狀，應盡速與醫師諮商，尋求真正問題點，不要等事態擴大，威脅到生命健康，才後悔莫及。

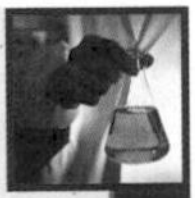

糖尿病小常識

* 糖質新生：利用非醣類物質轉變成葡萄糖的過程，即稱糖質新生作用，多在肝臟中生成。

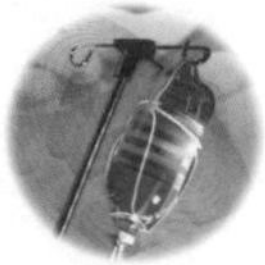

◆糖尿病的正確治療方式

16 常用的口服降血糖藥有哪些？

不論是何種降血糖藥，都須經一段時間的服用方可達到效果，而病患同時也須注意飲食與運動，唯有多管齊下，方可早日控制病情。

▶ 表3-6　目前市面常見的口服降血糖藥

藥物分類	作用機轉	藥品名稱
磺醯尿素類（Sulfonylurea）	刺激胰臟分泌胰島素	Gliclazide（Diamicron，岱密克龍） Glibenclamide（Euglucon，優爾康） Glipizide（Glidiab，泌樂得） Glimepiride（Amsryl，瑪爾胰）
雙胍類（Biquanide）	抑制肝臟製造葡萄糖，減少腸胃道對葡萄糖之吸收，促進胰島素在周邊組織的利用	Metformin（Glucophage，庫魯化）
α 葡萄糖抑制劑	干擾雙醣和多醣分解 抑制糖分吸收	Acarbose（Glucobay，醣祿） Miglitol
胰島素增敏劑	降低組織和肝臟細胞對胰島素的阻抗	Avandia（梵帝雅） Actos（愛妥糖）
可溶性纖維	延緩食物中醣類吸收 可搭配食物一起服用	Guargum（Guarina，加利納）

17 任何人都可以服用降血糖藥物嗎？

因為有著方便且無須扎針的優點，口服降血糖藥物在全球已有數以百萬的患者服用，且深受其惠，但依舊有些人不適合使用這種方法，這些人包括：

1. 胰島素依賴型糖尿病患者。
2. 肝、腎功能不正常者。
3. 糖尿病患者有嚴重感染、重大創傷、手術等。
4. 妊娠及哺乳期的婦女。
5. 已達初期酮症酸中毒或高滲性昏迷。
6. 糖尿病性腎病變。
7. 胰臟切除引起糖尿病者。

▶ 表3-7　口服降血糖藥物可能有的副作用

發生部位	可能有的症狀
消化道	食欲不振、心口灼熱、噁心、嘔吐、腹脹等，通常只要減少劑量，即可消失。
皮　膚	發癢、長疹、日光過敏症、多形性紅斑與脫落性皮膚炎。
血　液	白血球過少、再生不良性貧血。
其　他	水腫或輕度肝臟發炎。

除此之外，約百分之五的患者服用口服降血糖藥物後有副作用產生，最常見的副作用是消化道及皮膚方面，詳述如表3-7。

18 什麼人需要胰島素注射治療？

常聽說有部分的糖尿病患者，需要長期仰賴注射胰島素才能控制病情。究竟哪些人需要使用胰島素來治療呢？這些病患包括：

1. **胰島素依賴型糖尿病患者：**由於患者本身缺乏分泌胰島素的功能，所以發病以後，終生都需要靠胰島素注射來維持體內胰島素的正常運作，但若控制得宜，糖尿病患者也可以擁有正常的生活。

病例

有位年僅七歲的小朋友經常口渴、跑廁所，體重也稍微減輕，但當時並沒有多加注意，後來症狀愈來愈嚴重，最後竟然昏迷不醒，這時家屬才慌慌張張的送醫，經診斷後確定罹患第一型糖尿病，需要注射胰島素來幫助恢復正常血糖值，使糖尿病暫時得以紓解，不致惡化下去。

2. 控制不良的非胰島素依賴型糖尿病患者：有部分的此型患者依賴降血糖藥、飲食控制等方法，還是無法做到良好控制，所以只好運用胰島素注射來治療。常見的有下列幾種：❶非酮症高滲性昏迷、乳酸性酸中毒、酮症酸中毒或反覆出現酮症者。❷糖尿病性神經病變，以至於發生腹瀉、吸收不良者。❸婦女妊娠期。❹處於嚴重感染、創傷、手術之患者。❺肝、腎功能不全者。❻口服降血糖藥無效者。❼糖尿病患者合併需要做有關腎上腺皮質激素，或垂體前葉激素的治療者。❽身形過度消瘦者。

3. 營養不良型糖尿病患者：多發生於落後地區，約有百分之五十須施打胰島素治療。

胰島素的使用使得糖尿病患者的控制率提高許多，並有效降低併發症的發生，是一種不可或缺的治療方式。

19 胰島素是如何製造的？

胰島素製劑來源有牛胰島素、豬胰島素及人胰島素。牛及豬胰島素是由牛及豬的胰臟中提取，而人的胰島素則是利用基因工程轉換而來。

這三種胰島素中，以人胰島素最不會引起過敏與抗體，所以懷孕期糖尿病患者、短期使用胰島素的患者、使用動物胰島素發生過敏或阻抗，及新診斷的胰島素依賴型患者，最好使用人胰島素，以避免胰島素過敏症。

20 使用胰島素會不會有不良作用？

雖然胰島素是糖尿病良藥，還是有可能出現不良反應，但這種可能性在正常治療下極少發生，這些作用包括：

1. 低血糖：在胰島素注射後作用最強時，或注射胰島素後沒有及時進食，就可能會引起低血糖反應，患者會頭暈、冒冷汗甚至昏迷，須立刻補充少量糖類。

2. **胰島素過敏：** 發生機率很小，多在停用胰島素數週後、再次使用時發生，但也可能出現於初次注射胰島素者。胰島素過敏典型的症狀是注射後三十至六十分鐘內，發生局部反應，如注射部位有針刺感、發熱或發癢等，也有部分患者的反應可能會遍及全身，甚至偶爾併發血管神經性水腫。

3. **局部皮下脂肪萎縮或增生：** 長期胰島素注射治療後，引發局部脂肪分布異常。

4. **胰島素水腫：** 糖尿病未控制前體內處於失水、失鈉的情況，一旦接受胰島素治療，血糖受到控制，體內水鈉可能會滯留，而出現顏面與四肢水腫，一般數日至數週內可自行康復。

5. **屈光不正：** 胰島素治療後血糖迅速下降，引起眼睛部位的壓力改變，使屈光率下降，視物模糊，一般病情控制後就會消失。

6. **體重增加：** 使用胰島素後血糖受到控制，糖分不會由尿液中大量流失，使得

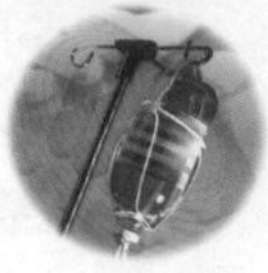

熱量吸收增加，而使體重上升。

7. 反跳性高血糖。

因為有以上的副作用，所以當患者接受胰島素注射之後，自己也須細心觀察、記錄種種變化及反應，並告知醫生，使醫師能隨時幫助病患。

21 胰島素可分為哪幾種？

醫療上通常將胰島素依作用時間分為四種，有時也會搭配使用，表3-8有詳細介紹。

▶ 表3-8　胰島素的分類

類型	始作用時間	高峰時間	有效時間	備註
超短效型	使用後五至十五分鐘	半至一小時	三至五小時	比一般短效胰島素作用快，所以號稱可馬上打馬上吃。作用時間短，比較不會與中效型胰島素作用時間重疊。
短效型	使用後半小時至一小時	二至三小時	五至八小時	
中效型	使用後二至四小時	四至十小時	十至十八小時	外觀乳白混濁，俗稱「濁的」胰島素。
長效型	使用後四小時	四至十二小時	十八至三十小時	市面上較少見。
混合型胰島素				數種胰島素以固定比例混合。

22 注射胰島素時劑量應如何決定？

糖尿病患者就醫後，醫師會根據患者的血糖、尿糖及整體情況來決定使用劑量。若是在胰島素治療的初期，通常會全部使用短效胰島素治療，以便於觀察調整劑量，並且防止反跳性高血糖症。表3-9是常用的劑量，但此劑量僅供參考，應以醫師囑咐劑量為主。

23 要如何注射胰島素？

對許多患者而言，注射胰島素是每日必行功課，因此學會正確的注射是很重要的，注射的程序

▶ 表3-9　胰島素的使用劑量

發病類型	狀況	使用劑量
胰島素依賴型糖尿病	初發病時	依病情輕重而投與初劑量。
	高血糖但無酮尿	0.3至0.5單位／公斤體重／天。
	高血糖，酮尿但無酸中毒	0.5至0.7單位／公斤體重／天。
	糖尿病酮酸中毒	持續性低劑量靜脈注射，0.1單位／公斤體重／小時。
非胰島素依賴型糖尿病	從0.4單位／公斤體重／天開始，每天逐漸增加二至四單位。	

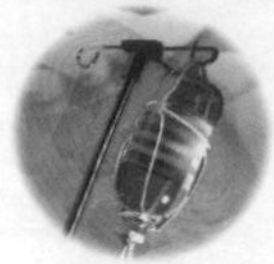

通常分為以下步驟：

一 藥物準備

1. 將雙手洗淨。
2. 確認藥物後雙手握住藥瓶，並且在掌中轉動，讓藥劑能充分均勻。
3. 以酒精消毒瓶蓋。
4. 把注射針管向後拉，抽取約與注射量相等的空氣。
5. 一隻手將瓶子固定向上，另一隻手拿注射器，將針頭垂直穿進瓶蓋中，把針管中的空氣打入瓶中。
6. 將藥瓶倒握在手中，抽取定量的胰島素。

（二）藥物注射

1. 將抽取好的針管平放在桌上，針頭不能接觸到任何東西。
2. 用酒精擦拭欲注射的部位，等待酒精乾燥。
3. 將注射的部位捏起，以四十五到九十度角打入皮下組織，然後緩緩將藥物推入。
4. 拔出針管，以棉花輕壓注射部位（不要搓揉）。

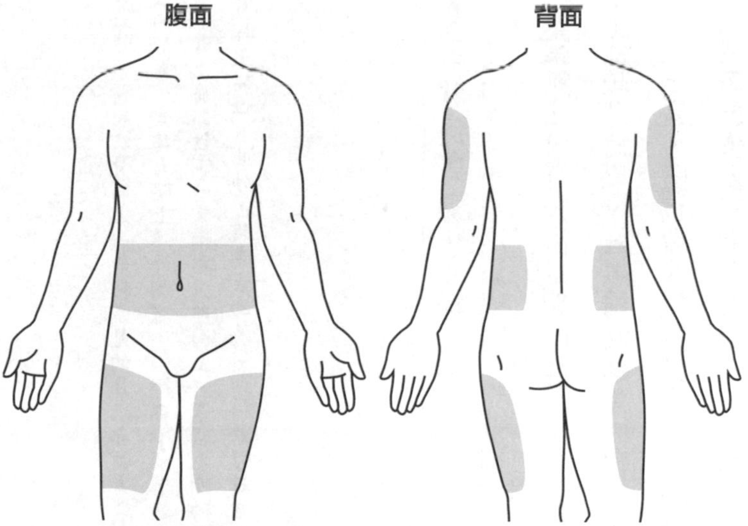

△ 圖3-4　胰島素注射位置

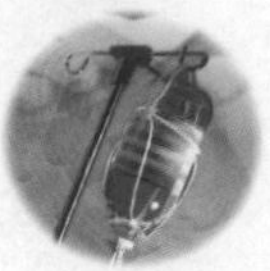

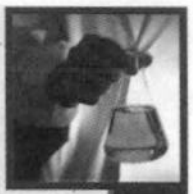

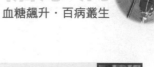

糖尿病小常識

＊胰島素應注射於皮下組織，且應避開大血管、神經及骨頭，一般較常見的注射部位有：❶大腿：應避免大腿內側大血管及看得見的靜脈，宜採大腿上端外側處。❷腹部：以肚臍以外二吋處向外伸延，延至臀部區域。❸上臂：肩部往下一掌幅與肘部向上一掌幅之間的區域，宜採外側多肉處。❹臀部：限於臀外上部位。此外，胰島素的注射部位最好時常改換，以免造成皮下組織凹陷或增生。

24 糖尿病患者是否終其一生都要注射胰島素？

若為胰島素依賴型糖尿病患，因其胰臟無法自行分泌足夠的胰島素，故患者的確必須終生接受胰島素治療。而非胰島素依賴型病患、妊娠婦女病患、已產生併發症者或急症（如糖尿病昏迷、肝腎功能不良）者，雖也會改以胰島素注射來控制血糖，但當這些情況消失後，非胰島素依賴型病患依舊有機會改回口服藥物，甚至不需藥物，只要做到飲食控制及規律運動即可。因此並不是每一個糖尿病患者都需要終生注射胰島素，病人及家屬可以不用過度緊張。

25 懷孕也會得糖尿病嗎？

有些婦女懷孕前並無罹患糖尿病，且懷孕前期也沒有發生，直到懷孕中期才有糖尿病，這種情形在臨床上稱為「妊娠性糖尿病」，通常在生產後即會痊癒。至於為什麼懷孕期間會有糖尿病出現呢？其原因牽涉很廣泛，主要是與胎盤的荷爾蒙分泌有關。簡單的說，就是胎盤不停的生長，使母體本身的胰島素不足，再加上體質的因素，而併發出糖尿病。所以懷孕

病例

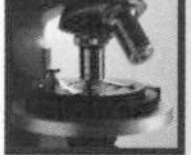

一名四十歲的糖尿病患者，雖然服用口服降血糖藥物，但血糖卻依舊維持在餐前二百八十（毫克／公合），而餐後兩小時的血糖更高達四百（毫克／公合），因此醫師建議改用胰島素注射法，以便早日控制病情。在林先生接受胰島素注射治療之後，餐前、餐後的血糖值皆降到正常範圍，而且以後只要每日定時注射胰島素，配合飲食治療，相信不久後就可恢復正常生活，也不用再對併發症憂心忡忡。

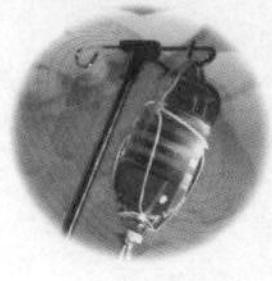

中期以後，孕婦即要小心注意自己的血糖，預防糖尿病的危害。

至於哪些孕婦會是妊娠性糖尿病的高危險群呢？一般而言，可歸納為幾個族群：

1. 母體較肥胖者：約有百分之三的孕婦，會因體重超過正常標準，而出現妊娠性糖尿病。而在生產後，有部分孕婦會恢復正常，但有百分之四十至百分之六十的孕婦會轉變為真正的糖尿病。
2. 曾有病史者：第一胎被檢測出是妊娠性糖尿病者，第二胎再次發生妊娠性糖尿病的機率高達百分之五十。
3. 家族中有糖尿病患者。
4. 三十五歲以上的孕婦。
5. 前一胎胎兒體重超過四千公克的孕婦。

以上五種情形都屬於妊娠性糖尿病的高危險群，所以不論是否為糖尿病患者，孕婦都應定期做產前檢查，並充分與醫生溝通，使病情能及早預防或控制，不會因一時的不慎而造成終生遺憾。

孕婦檢驗自己是否患妊娠性糖尿病最快的方法，是在懷孕二十四到二十八週時，空腹前往醫院做五十公克口服葡萄糖耐性檢測。檢查時醫師會給予五十公克的糖和一百五十西西左右的水，服下後隔一小時做血糖值測量，若血糖值未超過一百四十（毫克／公合），即算安全過關。反之，則要再做一次一百公克耐糖檢驗。檢驗方式為在早晨空腹時喝完糖溶液，然後每隔一小時抽一次血糖，總共要抽四次，若四次中有兩次以上超過標準值，則可確定為妊娠性糖尿病患者。

26 糖尿病患也可以懷孕嗎？

懷孕對身體來說，是一個很大的壓力跟改變，因此需要良好的身體狀況來配合。糖尿病患者並不是絕對不可以懷孕，但她們必須冒更大的風險。在母體方面，因為懷孕期間，腦下垂體或胎盤的荷爾蒙分泌會發生障礙，使糖尿病孕婦更容易引

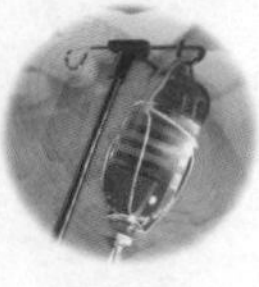

發酮症或低血糖症，而在懷孕末期，併發妊娠中毒症的機率也較一般婦女高；在胎兒方面，母體的高血糖會使得胎兒的β細胞增大，胎兒蛋白質及脂肪迅速合成，造成體重增加，所以易產下四千公克以上的巨嬰，也可能造成早產甚至死胎。因此糖尿病孕婦應先考慮清楚，若決定要懷孕，一定要定期做產前檢查，接受嚴密的飲食控制、治療，並在新陳代謝良好的時期受孕，以求能平安順利生產。

27 糖尿病產婦可以餵母乳嗎？

在沒有特殊意外的情況下，糖尿病的產婦不止「可以」餵母乳，我們甚至「鼓勵」餵母乳。這是因為血糖代謝異常的產婦在哺餵母乳時，可消耗許多熱量（大約五百大卡），所以可以有效的消耗掉體內過多的糖分，使體重恢復正常。此外，母乳的營養成分不易造成兒童期的肥胖，而母乳中的生物活性素更可以防止青少年肥胖，因此可以讓孩子更健康，也更能遠離糖尿病的威脅。

28 年輕人也會得糖尿病嗎？

提到糖尿病，很多人會立刻跟中老年人畫上等號，但其實年輕人也有可能會得到糖尿病。

年輕人常見的糖尿病以第一型糖尿病（胰島素依賴型）為主，一般相信此病症屬體內免疫疾病，也就是身上具備糖尿病的誘發因子，再經由外來因子的介入（可能是化學物質或濾過性病毒），在體內產生反應，造成胰島素細胞一連串不正常

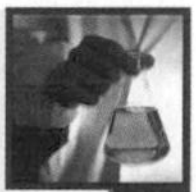

糖尿病小常識

＊巨嬰症：胎兒因母體之血糖偏高，所以胎兒成長快速，而造成孕婦胎盤供應不足或胎盤鈣化。這種寶寶若成長成熟，應立即剖腹生產，否則胎兒可能因胎盤無法再正常供應養分，而日漸萎縮。

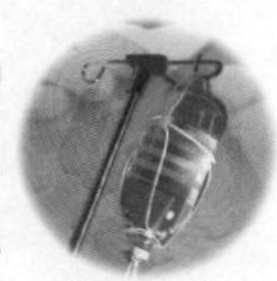

的現象出現。這些內、外因素一再衝擊著胰島細胞，使分泌胰島素的β細胞遭受破壞，終至無法再正常運作胰島素，而產生糖尿病的種種症狀。但近年來隨著國民的經濟成長與生育率降低，很多孩子都被人「捧在手裡怕融、含在嘴裡怕化」，而導致營養過剩，所以第二型（非胰島素依賴型）的糖尿病患也有愈來愈年輕的跡象。

臨床上年輕人常見的第二型糖尿病又可以分為兩種亞型，一為「年輕人的成人型糖尿病（MODY）」型，這種病人通常發病較年輕（小於三十歲），不過臨床表現為成人型糖尿病，以飲食及口服降血糖藥控制即可；二為「早發型非胰島素依賴」者，臨床上又稱之為"early-onset type 2 diabetes"，發病年齡較遲（二十五至四十歲），進展卻比MODY為迅速，常在短期內就需要接受胰島素治療，而且慢性併發症的發生相對多見。年輕人會得到這兩種病症的原因，目前依然是眾說紛紜，但醫界一致認為，遺傳在此病症中占了不可磨滅的地位。

綜觀而言，年輕糖尿病患者有時無法清楚分界歸屬於哪一種糖尿病類型，而且非胰島素依賴型發病之初，根本無明顯症狀，令人防不勝防。所以身為糖尿病的高危險群，一定要定時接受醫院相關檢查，以免延誤病情。目前的糖尿病治療方法，多以胰島素注射、口服降血糖藥，配合飲食及運動；至於胰島細胞移植，尚未在臨床上正式使用。相信未來或有更新的治療技術，屆時必能替糖尿病患者解決許多難題及痛苦。

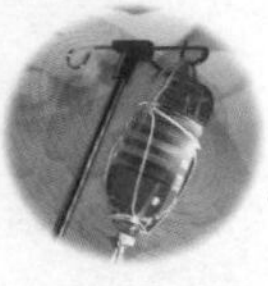

◆可怕的糖尿病併發症

一 急性併發症

29 什麼是低血糖？

血糖濃度下降至六十（毫克／公合）以下，我們稱之為低血糖。低血糖必須立刻處理，否則可能危及生命。

低血糖在臨床上的症狀可分為兩種：一是自主神經症狀，二是中樞神經症狀。

自主神經症狀：當人體血糖濃度下降至六十（毫克／公合）以下時，心跳會加速，並出現冒汗、手抖、不安、飢餓等症狀。原因乃是低血糖會刺激腎上腺素的分泌，腎上腺素分泌增加後，造成交感神經亢奮。

中樞神經症狀：若血糖任其下降至四十（毫克／公合）以下，會開始有視力模糊、頭痛、混亂等症狀，更嚴重者會有抽搐、低血糖昏迷等現象。

30 為什麼糖尿病患者會出現低血糖？

是什麼原因導致低血糖現象，甚至危及生命？低血糖症與糖尿病的關係又是何等密切呢？以下我們列出導致低血糖症的種種原因，供各位讀者參考。

1. 胰島素分泌過多：β細胞發生病變，造成胰島素分泌大增，超過人體所需，而引起低血糖現象。
2. 注射大量胰島素或口服大量降血糖藥，造成低血糖發生：在使用口服降血糖藥之後，食物的攝取量不足，或進食的時間不佳，都有可能引發低血糖。
3. 嚴重的肝臟功能不正常：肝功能嚴重受損會使肝醣無法正常運作，產生低血糖。
4. 運動量沒有與胰島素劑量相配合：運動需要消耗熱量，若患者在使用降血糖

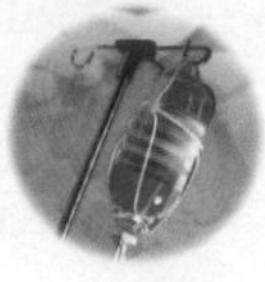

製劑後又沒有規劃的運動，就有可能出現低血糖。

5. 進食不正常：沒有按時吃三餐，讓身體養分不足，而造成血糖偏低。

6. 疾病時：感冒或生病時，所需熱量較高，若病人進食量不夠，也會造成低血糖。

31 低血糖發生時該如何處理？

無論是病人或是家屬，都應該清楚明白低血糖的症狀，以便於發生低血糖時，能夠立即處置，將傷害減到最低。

低血糖發生時，若病人還有意識，應立即進食，比如喝一杯果汁、蜂蜜或服用方糖，以解除低血糖的發生；若病人已失去意識，則應盡快注射葡萄糖或升糖激素並送醫，否則若讓低血糖昏迷過久，就會腦缺氧或死亡，十分危險，不得不防。

值得注意的是，醣類可分為多醣、雙醣、單醣。多醣包括澱粉、纖維，雙醣包括蔗糖、半乳糖、麥芽糖，單醣包括葡萄糖和果糖等。如此多的醣類中，以單醣最容易吸收，可使血糖迅速回升，所以富含單糖的果汁、糖果、巧克力，就是低血糖時的最佳推薦食物，而麵包、米飯皆是多醣類食物，消化吸收後還要經過時間轉換，才能變成葡萄糖，緩不濟急，所以並不適合在低血糖時當作救急的食物。

32 常發生低血糖對糖尿病有何不良影響？

由於腦細胞只能使用葡萄糖作為能量，因此當血液中的葡萄糖太低時，最先傷害的組織，就是腦細胞，而低血糖的

病例

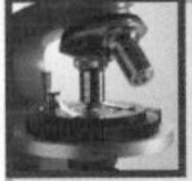

一名五十歲的糖尿病患者，整日都忙著整理開會資料，以致三餐都不正常，在回程的飛機上他突然發抖、全身痛苦不堪，旁人見狀一陣慌亂，卻都無計可施。幸運地，在機上有位內科醫師同乘，醫師診視後確定為低血糖，立刻當機立斷的跟空中小姐要了一杯果汁讓他服用，於是慢慢恢復正常。

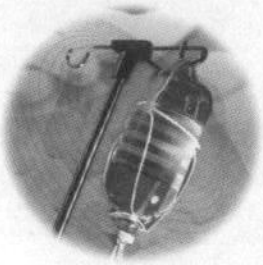

時間愈久，腦細胞的傷害愈大，嚴重時還會造成不可逆的傷害，包括記憶力衰退或者老年癡呆，因此防止低血糖的發生是絕對必要的。

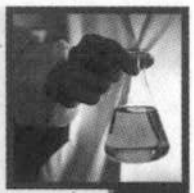

糖尿病小常識

＊血糖的重要功能：血糖不僅供給人體器官能量，相同地，腦細胞的能量也依靠血糖的供給。當低血糖發生時，身體器官還可利用脂肪轉換為能量，但腦細胞卻只能利用血中葡萄糖，所以此時若無法盡速改善低血糖的情況，低血糖患者會開始昏迷。當昏迷超過一段時間，腦中細胞、組織會因缺血、缺氧，而造成腦細胞損害及大腦功能喪失，最後可能導致死亡，所以提早預防低血糖症非常重要。

＊糖尿病手圈：為了防止低血糖等急性併發症的危害，病友們應該要隨身攜帶可供辨識的物品，常見的包括醫護警示手圈、項鍊或名牌等。這些東西能夠在自己喪失意識時，告知急救人員病情並採取適當的處置。

33 如何在事前做好低血糖的預防？

我們常說事前準備好過事後補救，對低血糖的防治更是如此。要防止低血糖的發生，我們可以從以下幾方面著手：

1. 養成定時適量的用餐習慣：飲食的不足或過量，對任何人都會造成負擔，更何況是對糖尿病的患者。
2. 適時調整胰島素的劑量：若活動量增加，可把胰島素劑量略減，但所減的分量應先諮詢你的醫師。
3. 口服降血糖藥應在餐前或餐後立即服用，勿間隔太久。
4. 胰島素劑量要正確使用，避免過多或不足。
5. 隨身可攜帶糖果、糖片等，以備低血糖時使用。
6. 注意血糖濃度的變化。

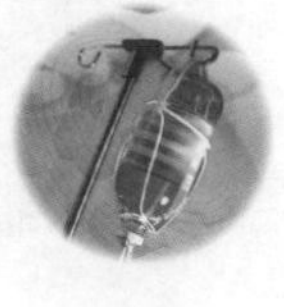

34 何謂糖尿病酮酸中毒？

酮酸中毒是糖尿病所引起的急性代謝紊亂現象之一，又稱糖尿病昏迷，發生原因是胰島素的缺乏、感染、壓力等因素，誘使酮症產生。

胰島素嚴重不足時，血液中的葡萄糖不能被正常利用，人體只好加速分解脂肪，來代替葡萄糖供給細胞能量。但脂肪分解後會生成大量的游離脂肪酸，脂肪

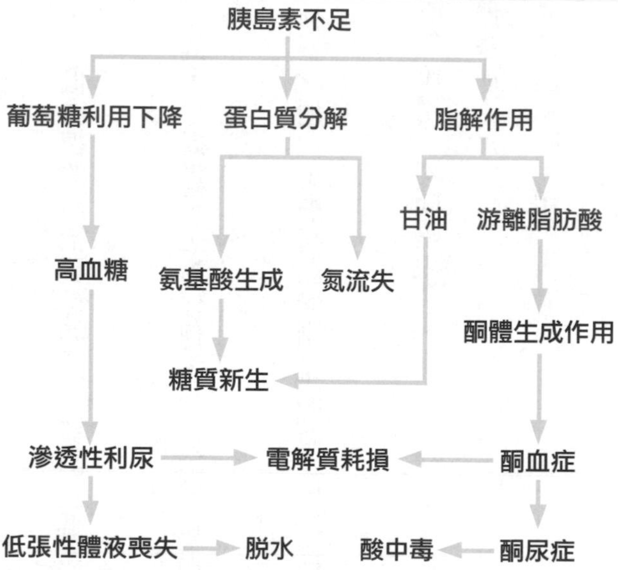

△ 圖3-5　糖尿病酮酸中毒的病態生理學

酸若進入組織細胞中，可提供細胞能量；而進入肝臟中的脂肪酸，卻會產生大量酮體，造成酸中毒，而併發一系列的傷害。正常的血中酮體含量是零點三至五（毫克／公合），而高酮血症會超過五－一（毫克／公合）。若不盡速救治，可能會危及生命，千萬不能掉以輕心。

35 糖尿病酮酸中毒會有哪些症狀？如何治療及預防？

酮症酸中毒依其嚴重程度會有不同症狀，輕者會口渴、多尿、多飲、食欲不振、噁心嘔吐、全身無力，且呼吸間有一股過熟水果的味道（丙酮味）等，但也有些病人毫無症狀；而嚴重者則會有脫水、嗜睡，甚至昏迷死亡的現象產生。

在治療方面，對於酮酸中毒的患者，通常會給予胰島素及鉀、鈉離子溶液，但若嚴重至無法口服者，則應住院治療，以防止情況更加惡化。

雖然酮酸中毒是臨床上常見的併發症，但要防止它發生其實並不困難，只要平日注意飲食、留心胰島素的用量，並隨時監測血糖，若發現問題立刻與醫師溝通，讓他瞭解你的狀況，以做好事先的預防工作就可以了。

36 高滲透性非酮酸昏迷患者會有哪些症狀？

高滲透性非酮酸昏迷的患者，雖然胰島素比正常人來得

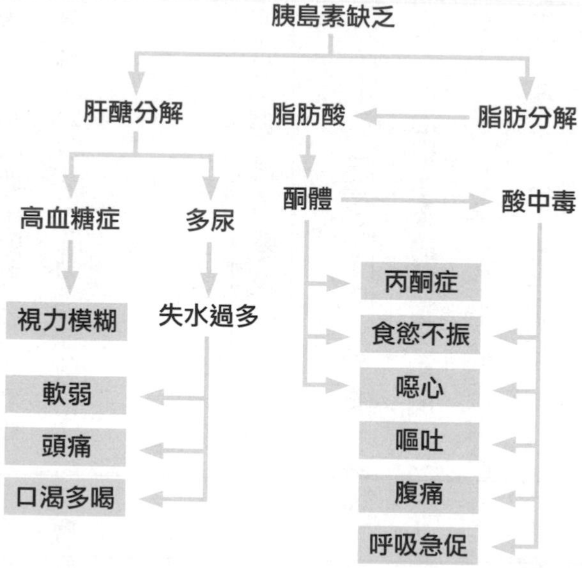

△ 圖3-6　造成糖尿病酮酸中毒症候之異常代謝

低，但是胰島素還能發揮作用，因此不會造成酮酸中毒，但其醣類還是處在不正常的代謝狀態，所以血糖會快速上升，造成高血糖。

當身體處於如此高的血糖狀態下，水分與電解質會大量消耗，而造成滲透性利尿、容易口渴等症狀，之後還會出現知覺及反應遲鈍，最後導致昏迷。高滲透性非酮酸昏迷之預後很差，主要是因為發病者多數為老年糖尿病患者，而且又常合併其他疾病，所以死亡率很高，高達百分之二十至百分之五十，因此患者平時必須

▶ 表3-10 糖尿病酮酸中毒與高滲透非酮體性昏迷的比較

表徵	酮酸中毒	高滲透非酮酸昏迷
年齡	常小於40歲	常大於40歲
症狀持續時間	常不超過2天	常超過5天
血糖	常大於200～300mg%	通常大於600mg%
鈉	通常正常或偏低	通常正常或偏低
鉀	偏高，正常或偏低	偏高，正常或偏低
重碳酸	低	正常
酮體	尿中酮體（3+）或 血中酮體（+）	無
酸鹼值	低	正常
血漿滲透壓	通常小於350mOsm/kg	通常大於350mOsm/kg
腦水腫	通常亞臨床性，偶爾臨床性	少臨床性
預後	死亡率5%至10%	死亡率30%至50%
往後日子	需胰島素注射	多數不需胰島素

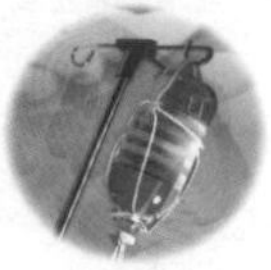

有高度的警覺，才能及時診斷出高滲透性昏迷。患者常出現神經症狀，而被家人送往神經科，因此延誤治療時機，必須特別小心。

37 如何治療高滲透性非酮酸昏迷？

要治療高滲透性昏迷，醫師通常會採取以下方法：

1. **補充液體**：因體內水分及電解質大量流失，所以應迅速補充液體，常使用的溶液為鹽水，而補充的液體量則約為體重的十分之一。在補充液體的同時，也應觀察血壓、尿量及心臟等表現，以防止脫水或水量過多現

病例

一名七十五歲的糖尿病患者，平時就有多飲、多尿、多食的情況，但因沒有太大的不適，所以也不以為意。某天忽然語無倫次，似精神狀態不佳，但家屬認定這只是老太太上了年紀的表現，竟沒有通知醫生，直到四、五個星期後，陷入昏迷，並出現抽搐、脫水等現象，家人才發現事情不對而送醫。醫師檢查血糖後，數值居然高達七百（毫克／公合），所以診斷為高滲透性非酮症昏迷，於是給予液體及胰島素搶救，但最後還是回天乏術，宣告死亡。

象。

2. **胰島素治療**：胰島素可改善狀況，但劑量調整應依個人情況由醫生醫囑處置。

3. **補充鉀鹽**：這對高滲透性昏迷患者來說頗為重要，但若有併發心臟病的患者，因其對鉀鹽敏感，所以要小心執行。

二 慢性併發症

38 糖尿病之視網膜病變如何產生？

糖尿病併發症的範圍很廣，其中一樣就是擴展至我們的眼睛。糖尿病所引發的眼部障礙包括白內障、出血性青光眼及視網膜病變等，其中以視網膜病變最為嚴重，可能會導致失明（所謂的視網膜，是位於眼球後部的組織，它對光線甚為敏感，屬於神經層）。

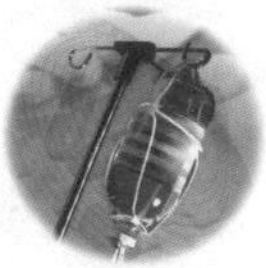

視網膜病變是因視網膜的血管被破壞，因而出血或滲出液體，並逐漸產生脆且易碎的血管分枝和疤痕組織。這些不正常的增生組織會慢慢惡化，最後影響到正常影像的呈現。

視網膜病變初期常常沒有明顯症狀，所以容易為人所忽略，很多病人直到視力下降或眼前已經出現大片黑點時才就醫，但此時眼部卻已經受到不小的傷害，治療效果也不佳，因此定期的檢查對糖尿病患者來說是絕對必要的。

39 糖尿病之視網膜病變有哪幾種類型？

糖尿病視網膜病變依其類型可分為兩個時期，而每一個時期又可以各分為三階段，詳細的介紹如下：

1. **非增殖性糖尿病視網膜病變**：此為糖尿病視網膜病變的早期表現，病變出現在視網膜裡面，且會使眼部血管慢慢狹窄或阻塞，使得視網膜出現微血管瘤，並且滲出黃色液體及血液。依其病徵又可分為三階段：第一期：微血管瘤，常併有出血斑點。第二期：出血性微血管瘤，常有硬性滲出斑塊。第三期：出現棉絮狀、軟性滲出斑。以上三階段的進程，就算還未傷及黃斑部，這些液體所產生的蛋白質及脂質依舊會沈澱在視網膜裡，悄悄揭開視網膜病變的序曲，若是滲出斑正好擋住黃斑部，並使黃斑部水腫，那麼就會嚴重影響視力。

2. **增殖性糖尿病視網膜病變**：在此時期，視網膜中會出現不正常的新生血管，使得問題更加棘手，這個過程稱為血管新生。因為這些新生的血管只生成單層的內皮細胞，所以極易出血，

病例

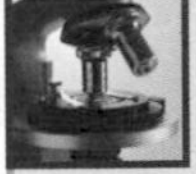

六十多歲的吳媽媽多年來都為糖尿病所苦，前幾年因眼睛出現視網膜病變，視力嚴重退化而幾近失明，所以接受手術。在動了視網膜手術之後，視力還是不理想，而且眼睛還會發紅，因此再次送醫。經過診斷後，發現吳媽媽的視網膜病變並沒有去除，同時又產生新的裂孔及出血，以致視力無法恢復，現在僅能靠血液循環或神經代謝的藥物治療，並配合糖尿病一般護理，暫時穩定病情，將來需要再觀察評估，做進一步治療。

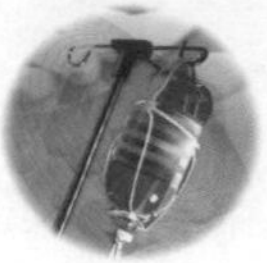

這些血液流入玻璃體中，導致玻璃體混濁，導致視力模糊及影像扭曲，若再放任不管，視網膜纖維化之後，會漸漸產生繼發性視網膜剝離，或有出血性青光眼，有百分之二十的患者甚至有失明之虞。此型病變亦可分為三階段：第一期：新生血管出現，玻璃體內有出血。第二期：有機化合物增生。第三期：繼發性視網膜脫離而造成失明。

其實引起糖尿病視網膜病變的原因，主要還是長期血糖過高，此外，懷孕及高血壓等狀況也會加重視網膜病變的病情，需要特別謹慎的注意。

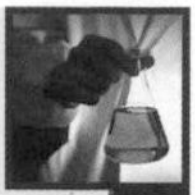

糖尿病小常識

＊黃斑：所謂黃斑部指的是正對著瞳孔的視網膜構造，直徑大約只有半公分，它會受光形成影像，再經由視神經傳達到腦部的視覺中心，所以若是黃斑受損，視力就會大大的受影響。

40 糖尿病患者何時會產生視網膜病變？

根據美國的統計，三十歲以前就已罹患糖尿病者，罹病二年內視網膜病變的盛行率只有百分之二；三十歲以後發病，罹病二年內視網膜病變的盛行率則不到百分之三十。但隨著罹病的時間愈久，發生視網膜病變的機率也就愈高，三十歲以前罹病的患者，在罹病十五年後，視網膜病變盛行率高達百分之九十八，三十歲以後發病，罹病十五年後，視網膜病變的盛行率也可能高達百分之八十。

41 糖尿病視網膜病變如何治療？

糖尿病視網膜病變在初期無明顯症狀，唯有靠早期診斷，來防止病變繼續惡化，故糖尿病患每年須定期讓眼科醫師檢查，以期早日發現。眼科醫師會以眼底鏡做眼內檢查，在檢查過程中並不會感到任何痛苦，此外，也可做視網膜的螢光血管

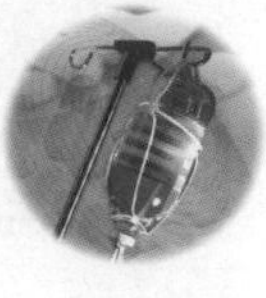

攝影，以瞭解變化的情形。

一旦發現糖尿病視網膜病變，眼科醫師便會依其年齡、病症及損傷程度，做進一步觀察治療。在各種治療方法中，以雷射手術及玻璃體切除手術較重要。雷射手術可將滲出之血管封住或凝結，並防止視網膜剝落；玻璃體切除手術多用在增殖性糖尿病視網膜病變者身上，可去除出血的玻璃體，而以人工玻璃體來替代它。

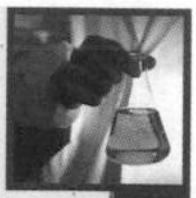

糖尿病小常識

＊雷射手術：一旦出現黃斑部水腫，我們可嘗試用雷射的方式，透過瞳孔把雷射光射入眼球，把有滲水的血管封住，這樣就不會有水滲出來，儘管視力不能變好，但也不會繼續變壞。另外，如果出現增殖性病變的話，我們也可以利用雷射的方式，做一種叫做全網膜的光凝固手術。施行後約有三分之二的機會能使新生血管自行萎縮，萎縮了以後，一連串出血的變化就比較不會出現，病人的視力也會比較穩定。

42 如何防止糖尿病視網膜病變所導致的失明？

想要防止糖尿病視網膜病變，最根本的辦法還是使糖尿病獲得良好控制，而良好控制即與血糖控制脫不了關係。根據美國一九八〇年代的研究——「糖尿病控制與其併發症」的臨床試驗中，發現血糖受良好控制者，患視網膜病變的機會減少百分之七十以上。要控制血糖，除了依靠合理的飲食、運動、藥物治療外，最重要的是要與醫師密切配合。此外還必須注意以下幾點：

1. **定期眼科檢查**：眼科檢查是早期發現視網膜病變的最好方法。若檢驗出視網膜病變之後，即立刻做正確的治療或手術，便可防止病情進一步惡化。
2. **做好懷孕規劃**：糖尿病在妊娠期間發生時，常會使視網膜病變迅速惡化，也有失明之虞，故應充分與醫師溝通，聽取醫師建議，不得已時，以中止妊娠為宜。

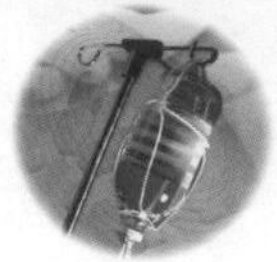

3.使用胰島素：非胰島素的病患若屬於增殖性視網膜病變，宜使用胰島素治療，以期更有效控制血糖，進而防止失明的嚴重後果。

43 糖尿病性腎病是什麼？又會出現什麼症狀？

腎臟病變是糖尿病的慢性併發症之一，因為其後果嚴重，所以常令糖尿病患者聞之色變。

腎臟位於腹部背後，大小和成年人的拳頭差不多，而且在每一顆腎臟內都有數以萬計的專職細胞，我們稱為腎單位。腎單位是由腎小球、腎小球囊及腎小管構成，每個腎單位都是一個功能超強的過濾器，而左、右兩個腎臟各約有百萬個腎單位，數量如此龐大的腎單位一起工作，就構成了一個處理能力極大的過濾系統，它可將血液中的成分過濾，最後將篩濾過的剩餘物質（毒素、水分、廢物）由輸尿管經膀胱排出體外。而糖尿病腎病即是由於糖代謝紊亂、失調，使得腎臟出現腎小球硬化、小動脈病變、腎間質纖維化、腎小管萎縮等問題。病患臨床表現通常有蛋白尿、浮腫，腎功能出現異常、高血壓等，嚴重時會造成慢性腎衰竭，需要接受洗腎來維持運作。

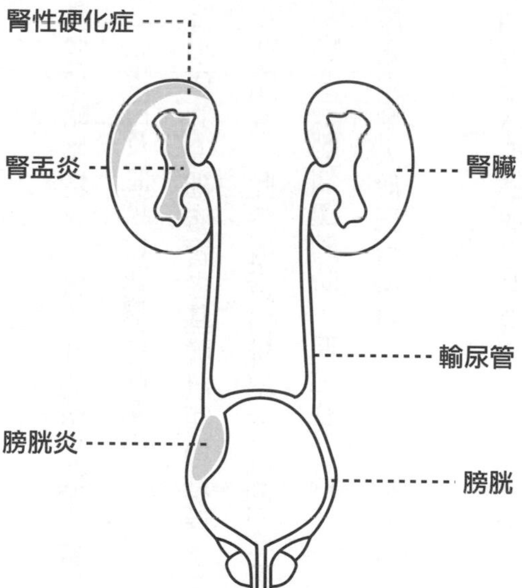

△ 圖3-7　糖尿病患者常見排泄方面併發症

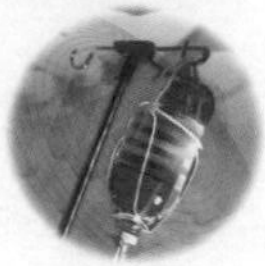

44 糖尿病性腎病發展的五個階段為何？

糖尿病腎病發展的五個階段：

1. 第一期（高過濾期）：此時腎臟體積略微增大，腎小球的濾過率也會提高，但其餘功能一切正常，檢查時之尿蛋白及血壓也在標準範圍內。
2. 第二期（微蛋白尿期）：此時腎小球的毛細血管之基膜已明顯增厚，毛細血管間的原膜區部分堵塞，使腎小球閉塞。此時尿蛋白排出率升高至三十至三百毫克／天，但尿蛋白檢查仍為陰性。劇烈運動時，血壓會升高。
3. 第三期（尿蛋白期）：此時的尿蛋白會大於三百毫克／天，一般驗尿試紙即可檢測。
4. 第四期（臨床腎病期）：此時期腎小球毛細血管基膜增厚，大部分腎小球已被封閉，正常的腎小球也有高濾過的情形，血壓會升高，且二十四小時的尿蛋白超過零點五公克。

5.第五期（尿毒症期）：此時腎臟已嚴重遭破壞，出現高血壓、浮腫、蛋白尿、貧血等症狀。

45 如何防治與治療糖尿病腎病變？

大約有百分之三十的胰島素依賴型病患，及百分之十五非胰島素依賴型的糖尿病患，會引發腎臟病變。

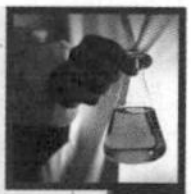

糖尿病小常識

＊浮腫：早期糖尿病性腎病不會有浮腫的情況，但當二十四小時的尿蛋白超過三公克時，就會發生浮腫，常見於臉部及四肢。

＊貧血：因腎臟也會分泌紅血球細胞生成素，所以若腎臟嚴重受損，就會出現輕度到中度不等的貧血。

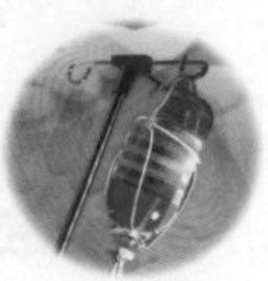

罹患糖尿病的患者要如何預防、治療腎臟併發症？首先，要使血糖控制在一定範圍內，使醣類、脂肪、蛋白質代謝正常，這樣不但可預防併發症，也可以使身體的狀態更好。除此之外，患者應經常做尿蛋白檢驗，才能早期發現。

如果已出現早期腎病，要適當減少蛋白質的食物，以降低尿蛋白的情形。通常的限制是每天每公斤體重零點四至零點六公克。

腎臟方面疾病，常會引發高血壓，而高血壓又會讓腎病更加惡化，所以也要監測自己的血壓是否過高，若有應立刻告知治療醫師，以給予適當治療。

除了以上幾點，還有一件事需要特別注意，就是腎病病變會使腎臟功能退化，而有部分的降血糖藥須經由腎臟來排出體外，所以要避免使用，否則若藥物在體內累積無法排泄，就會引起低血糖或乳酸中毒症。

46 為何糖尿病會引發足部併發症？

糖尿病引發的足部併發症，其種類之多、病症之嚴重，非外人所能體會。足部併發症的起因，大都來自病人居家護理時不夠小心而造成小小的傷口，諸如燙傷、穿新鞋子磨出水泡、修整腳指中而傷到皮膚等等，再加上患者本身的神經及癒合能力出現問題而造成。足部問題通常包括以下三個成因：

1. 神經病變：神經病變是造成足部併發症最常見的促成因素。神經病變會侵犯感覺神經纖維，使病人手腳發麻、刺痛，然後隨著病程進展，漸漸的對疼痛、溫度的變化日益遲鈍，最後完全失去感覺。其中神經病變又包括自律、感覺及運動神經病變。❶自律神經病變：自律神經病變會造成腳掌出汗減少或停止，使得表皮含水量不夠，形成「乾足」，而易產生裂縫，然後細菌及黴菌就會由裂縫處侵入，伺機作亂。❷感覺神經病變：感覺神經病變會讓患者的痛覺反應遲鈍，而無法將危險（例如鞋子不適合或有異物在鞋內）情況

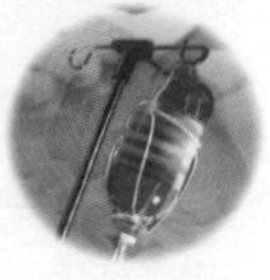

傳達給大腦做出正確的判斷，以致常受傷而不自知。③運動神經病變：運動神經病變會引起小塊肌肉萎縮，使得負責屈曲的肌肉及負責伸展的肌肉失去平衡，而形成「爪狀趾」（claw toe）或釘錘趾，造成穿鞋時的不適和摩擦，易導致潰瘍。

2. **血管病變**：糖尿病患者的血管比起一般人較狹窄，如此一來，便容易造成動脈粥狀硬化，血液流通不順暢，而易使身體肢端部分產生缺血、缺氧等情況。當欲運往足部受傷處的養分受到嚴重阻礙時，就很可能導致潰瘍、感染，甚至壞疽。

3. **感染**：因糖尿病患者本身的白血球功能無法扮演好防禦的角色，所以只要稍有皮膚受損，立刻就會成為繁殖細菌的溫床，而在內外夾攻的作用下，往往任其攻城略地，毫無招架反擊之力。因此可能原本只是小小的發炎，到後來卻擴展至難以收拾的地步。

47 糖尿病足部併發症的危險性為何？

足部病症常是令糖尿病患者頭痛的問題之一。根據美國相關的報告指出，糖尿病發生足部壞疽的機率是平常人的十七倍，而在非創傷性截肢手術中，有百分之五十是糖尿病患者。而且截肢後三到五年內，有百分之三十至百分之六十的病人會被迫截下另一下肢，可見足部護理是糖尿病患須非常小心照顧的部位。

病例

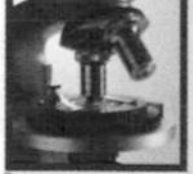

一位約六十歲的糖尿病患，已有十五年病史，因為長年退休在家，平日也少運動，所以血糖一直沒有良好的控制。半個月前，自己在剪腳指甲時，因為光線不足，不小心剪到了肉，受傷出血，幾天後紅腫化膿，不管搽什麼藥都沒有好轉，只好到大醫院接受抗生素來治療，而且還可能有截肢的危險。

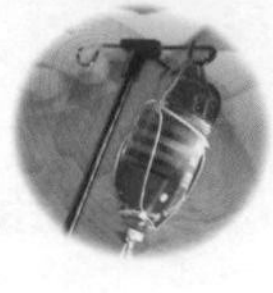

48 糖尿病如何做好足部的保健及護理？

足部受傷的問題長久以來都威脅著糖尿病患，因其防範不易，又因感覺神經遲鈍，無法立即警覺，故常造成嚴重的足部潰瘍。對於糖尿病足，防範是很重要的，事前一分的小心，絕對好過病發後漫長的治療。

足部的居家護理其實很簡單，只要持之以恆，就可以避免糖尿病的種種足部問題。以下有幾點預防的事項可供你作為參考：

1. 每天檢查足部受力處，檢視有無長雞眼、水泡、浮腫等。
2. 察看趾間是否藏有裂縫？或是否過於乾燥？
3. 每天應仔細以溫水清洗足部，在沖水前先以手肘測試溫度，以免燙傷皮膚，且勿浸泡超過十分鐘以上。
4. 勿赤腳走路。糖尿病患可能因感覺神經病變，對溫度、疼痛感覺遲鈍，所以糖尿病患者需要一雙鞋子，來好好保護足部，避免暴露於危險之中。

5. 選擇適合的鞋子襪子。選擇的要點是使足部感到柔軟舒適，若要選購新鞋則可以利用晚上，這是因為夜晚的足部會較白天腫脹些。

6. 勤於修剪指甲。修剪時要使用指甲剪，而不要使用剪刀，而且長度要注意，太短不只容易剪到皮膚，也會讓指甲的保護功能喪失。

49 高壓氧為何能治療糖尿病足部感染？

高壓氧治療就是在特定的儀器中，間歇地吸入加壓後的純氧，它可以提高體內

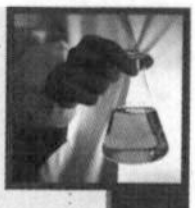

糖尿病小常識

＊壞疽：糖尿病足部嚴重缺血時，會發生壞疽。壞疽部位呈現黑色外觀，且非常容易感染，若沒有及時控制，腳部會逐漸潰爛。

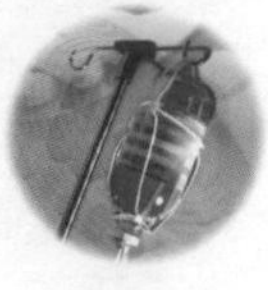

氧氣濃度、活化組織，同時也能促進血管生成、提高免疫力及制菌，使傷口復元的情況更好，因此常被利用於治療糖尿病足，現在台灣已經有許多醫院都引進此設備。

50 若糖尿病患者不幸需要截肢，應當如何照護？

雖然每個人都不樂意見到此情況發生，但根據統計，糖尿病患者有百分之十五會產生足部潰瘍或進一步造成壞死，且其中有三分之一至二分之一的病患可能因為照護不佳而截肢，因此我們還是要瞭解如何照護此種狀況。

一 術後的照護事項

1. 手術後二十四小時內可以用枕頭墊高患肢，但二十四小時後便應移除，以免關節變形。
2. 使用彈性繃帶正確的包紮傷口，可預防腫脹。

3. 注意患肢正確的擺放姿勢，以避免因關節不良癒合導致義肢裝置延遲。

4. 每日至少執行兩次醫護人員所教導的復健運動。

5. 通常在截肢的傷口復元情況良好時，我們會開始輕拍肢體，以緩解幻肢痛。並在傷口完全癒合後四至六週開始安排義肢。

二 注意事項

1. 注意患肢的清潔，若發癢可適度拍打，但切勿自行塗抹不明藥膏或大力搔抓。

2. 若超過二十四小時不穿義肢，應綁上彈性繃帶。

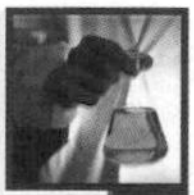

糖尿病小常識

* 幻肢痛：剛截除患肢時，病患可能會覺得「失去的肢體仍在疼痛」，此症狀稱為「幻肢痛」，是術後常見的現象，會慢慢消失，不用過度緊張。

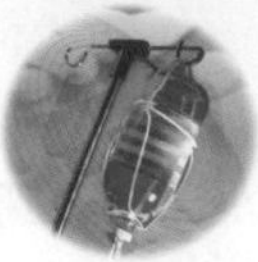

3. 控制體重勿過度波動，以免患肢體積改變使義肢尺寸不合。
4. 隨時檢查義肢，若有毀損要立刻修護。

51 糖尿病性神經病變為何？

糖尿病性神經病變也是一項相當可怕的慢性併發症，它的發生原因是糖尿病引起代謝紊亂後，間接使神經組織缺氧，讓神經細胞腫脹、變性，繼而出現種種神經病變。較常見的有幾種（見表3-11）。

52 糖尿病患容易罹患癡呆症嗎？

日本的研究發現，糖尿病患者罹患癡呆症的機會，比一般人來得高，所以糖尿病被認為與老人癡呆症有密切的關係。研究中以日本福岡縣八百多位六十五歲以上

▶ 表3-11　糖尿病性神經病變

<table>
<tr><th>病變範圍</th><th colspan="2">分類</th><th>產生原因及症狀</th></tr>
<tr><td rowspan="7">周圍神經系統</td><td colspan="2">感覺神經病變</td><td>因感覺神經傳達速度減慢，以至於感覺遲鈍，臨床上會出現感覺喪失。</td></tr>
<tr><td colspan="2">運動神經病變</td><td>多侵犯肢體遠端，會出現肌肉無力、萎縮等現象。</td></tr>
<tr><td colspan="2">顱神經病變</td><td>會產生眼肌麻痺、斜視等現象。</td></tr>
<tr><td rowspan="4">自主神經病變</td><td>病變性胃輕癱</td><td>神經病變異常之後，會使胃排空時間延長，無法正常吸收食物，常會有飽腹感、噁心、嘔吐等症狀，應以少量多餐來控制病情。</td></tr>
<tr><td>糖尿病腸病變</td><td>管制小腸的神經病變，產生腹瀉或便祕等，還有可能在夜間發生大便失禁等現象。</td></tr>
<tr><td>神經性膀胱炎</td><td>當膀胱累積到一定尿液量時，肌壁上的自主神經會發出信號，執行排尿動作；但若神經受侵害時，膀胱會等到極度脹滿之後，才會有排尿的衝動，神經性膀胱炎會因小便久存而招致細菌感染，並可能引發腎臟方面的疾病。</td></tr>
<tr><td>陽痿</td><td>勃起源於陰莖的反射動作，而這個反射動作須經由骨盆下方的一群自主神經傳導，方能完成。故當自主神經病變時便會發生陽痿現象。</td></tr>
<tr><td rowspan="2">中樞神經系統</td><td colspan="2">脊髓病變</td><td>此病變非常少見，會有脊髓性異常，例如：骨髓性共濟失調、肌肉萎縮等等。</td></tr>
<tr><td colspan="2">腦部病變</td><td>因為血液中黏滯度提高的因素，使糖尿病患者會提早面對腦動脈硬化的問題，且容易產生腦性病變，如腦血栓、腦梗塞，甚至腦溢血、偏癱等</td></tr>
</table>

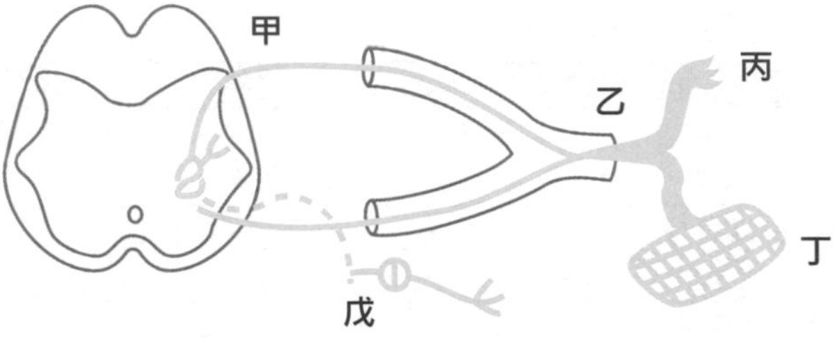

甲、神經根：引發神經根病變　乙、脊椎或神經：單神經病變
丙、神經末梢：多發性神經病變　丁、神經末梢：糖尿病性肌肉萎縮
戊、交感神經節：自律神經病變

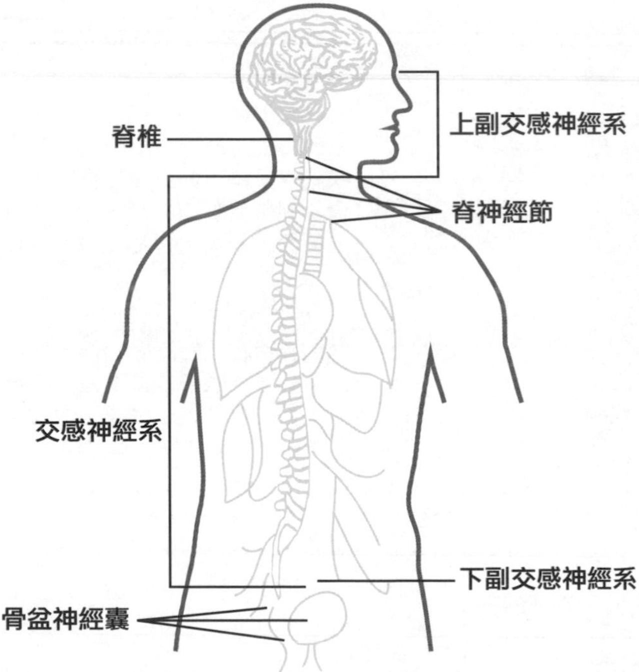

△ 圖3-8　遍佈全身的交感神經節都可能受糖尿病影響

的老年人為受測者，十五年後，再針對這些人調查，結果發現糖尿病患有老人癡呆症的比例，是一般人的三倍。

53 糖尿病會產生哪些口腔疾病？

糖尿病患者比平常人更容易罹患口腔疾病，主要是因為糖尿病之高血糖症所引發的免疫反應及白血球異常等關係。而糖尿病衍生的口腔疾病有哪些呢？

1. 糖尿病性牙周炎：糖尿病患者，尤其是非胰島素依賴型的患者，罹患牙周炎的機率是平常人的三倍。當糖尿病愈嚴重時，牙周病的情形也會隨之嚴重。
2. 糖尿病性牙齦炎：尤其容易發生在兒童性糖尿病患身上。
3. 口乾舌燥：糖尿病患者因唾液腺的基底膜發生病變，使得唾液腺阻塞，所以常引起口乾舌燥及唾液腺腫大。
4. 齲齒：糖尿病患者的免疫功能及唾液分泌量降低，故易發生齲齒。

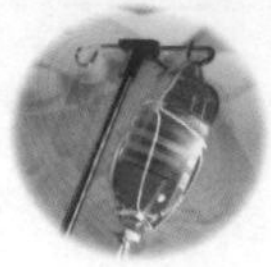

5.口內念珠菌感染：糖尿病患者在口乾舌燥的情況下，常常會發生黴菌感染，尤其是口內念珠菌的感染。

為了避免以上的情形發生，糖尿病患者應每隔三個月做一次口腔檢查。在接受牙齒治療時，也應先告知牙醫師糖尿病情，以利醫生診斷。此外還要多注意個人口腔衛生，飯後、睡前記得刷牙，平時留心口腔的異常現象，如此才能預防疾病，維護健康。

54 糖尿病性牙周病是怎麼發生的？

糖尿病也會引起牙周病嗎？答案是肯定的。其實真正引起糖尿病性牙周病的禍源，是高血糖症所致，因為它會引起免疫系統的種種變化，使得牙齒也成為糖尿病的另一個犧牲品。為何糖尿病會成為牙周病的溫床呢？我們可從幾點去探討：

1.白血球不正常：白血球在血液中是捍衛外來病毒、細菌的第一尖兵，所謂「病從口入」，許多病毒的第一站即是口腔，所以白血球的正常與否，與牙周病有非常深遠的關係。大體來說，白血球功能異常者，其患牙周病的機率比一般人高出許多。

2. **膠原蛋白減少：**糖尿病患者所產生的高血糖症會抑制膠原蛋白的合成，而膠原蛋白正是建構齒槽骨及牙周組織等的主要元素。所以若膠原蛋白無法正常合成，就會使牙周組織連帶受到影響而更加脆弱，容易被破壞。

3. **末梢微血管病變：**由於高血糖症會使血管末梢或微細血管壁的基底膜變厚，使血管內外的物質無法正常代謝，一些已侵入局部的有害物質便無法排出，而趕來救援抵抗的白血球細胞也無法深入，在內憂外患之下，只有任由牙周病毒損害口腔。

病例

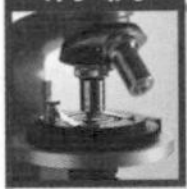

一位年約五十歲的糖尿病婦人，發現糖尿病已有兩年時間，平時雖有對糖分做稍微的控制，卻沒有注意口腔的衛生，不只吃完飯後沒有潔牙，甚至睡前及早上的口腔清潔也是草草了事。近日她發現牙齦時常出血，並且有蛀牙現象，經牙醫師治療之後，才保住牙齒。因此牙醫師建議她，除平時注重口腔衛生之外，還要接受完整的糖尿病治療，才不致有更嚴重的口腔疾病。

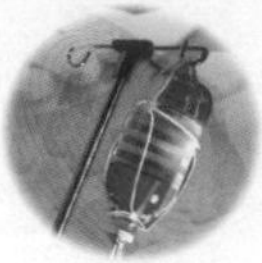

4. 傷口復元力低：糖尿病患者的傷口復元力很低，這與上述的三個原因都有關。

除了以上的四個原因外，糖尿病長期的新陳代謝嚴重異常也是原因之一，這些因素都直接、間接地增加牙周病的好發性。所以糖尿病性牙周病，不單只要治療口腔問題，也要連同糖尿病一併處理，如此雙管齊下，才能將糖尿病性牙周病治癒。

55 為何糖尿病患者容易得心臟病？

心臟之於人體，就如同引擎之於汽車般，試問若汽車沒有引擎循環運轉，如何能馳騁千里呢？人體組織主要是靠肺部所吸入的氧、腸胃吸收的營養及各內分泌腺分泌之荷爾蒙三者的運作，人體才得以維持生存。

這些工作的傳輸都得仰賴血液，而血液的流動運送，即是由人體的大幫浦——心臟來進行。瞭解心臟的重要性之後，接下來就是要解釋糖尿病所引發的心臟疾病，以及它們形成的原因。

1.冠心病：冠心病是心臟嚴重的疾病之一，它的形成原因跟脂類有很大的關係。人類的脂類包含脂肪及類脂，脂類不能直接在血液中活動，必須與蛋白質合成為「脂蛋白」，脂蛋白可將血液中過多膽固醇帶入肝臟，進行代謝作用，如此一來才能維持血中膽固醇含量。但是當糖尿病的糖代謝秩序大亂時，脂肪會加速被分解，造成血脂肪上升，使得冠心病提早發生。

2.心肌梗塞：糖尿病患者進一步罹患心肌梗塞的比例是非糖尿病患者的三至四倍，主要是由於心肌細胞病變、壞死或心肌組織的微血管基底膜變厚等，發生時會有心跳過速、胸部疼痛或心力衰竭等現象，甚至有心臟麻痺之虞。

3.自主神經病變：因心臟的跳動速率是由副交感神經來控制，所以當糖尿病損及自主神經而造成病變時，就會使心率加速，嚴重時亦會發生心臟麻痺。

心臟是人體機能運作的中心，若心臟無法維持正常，如何奢言健康呢？所以絕對不要輕忽糖尿病的傷害，謹慎控制血糖，為自己的健康負起最大的責任。

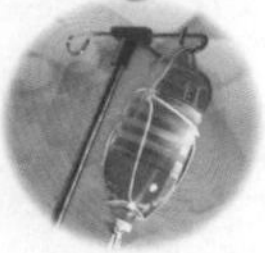

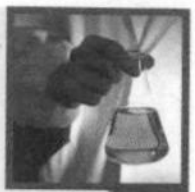

糖尿病小常識

＊脂蛋白可分為四種：

❶乳糜微粒：產生於小腸，負責將脂肪運送到肝臟和脂肪組織。

❷極低密度脂蛋白：大部分生成於肝臟中，可將脂肪由肝臟運送到其他組織。

❸低密度脂蛋白：俗稱壞膽固醇，是由「極低密度脂蛋白」轉換而來的，可將膽固醇酯送至各組織細胞，進行進一步利用。

❹高密度脂蛋白：俗稱好膽固醇，由肝臟及小腸生成，可將血液中的膽固醇合成膽固醇酯，送回肝臟代謝。

56 哪些糖尿病患者比較容易得心臟病？

表3-12中的這些糖尿病患者比較容易得心臟病，需要特別防範：

▶ 表3-12　易患心臟病的糖尿病患

	因素	內容	改善方法
無法改變	年齡	年齡愈大的糖尿病患者，愈容易產生心臟病。	
	遺傳	糖尿病患者家族中有人罹患心臟病，本身罹患率就會提高。	
	性別	女性糖尿病患的危險性比男性高。	
可以改變	肥胖	腰腹脂肪較高者，危險性較高。	維持理想體重：體重過重者，應逐漸控制熱量，減輕體重，但速度不宜過快。此外要增加纖維量的攝取，每日蔬菜量要增加，至少四份蔬菜以上。
	膽固醇過高	糖尿病患合併有高膽固醇血症者，其危險性較高。	減少食用飽和脂肪酸和高膽固醇的食物。
	血壓過高	糖尿病患合併有高血壓者，其危險性較高。	定期量血壓，若有異常一定要一併接受治療。
	抽菸或過量飲酒	抽菸或過量飲酒容易造成動脈硬化，心臟病罹患率也會跟著上升。	戒菸、少喝酒。
	運動量不足	運動量不足的糖尿病患者，容易罹患心臟病。	每週應至少保持三次適當的運動。

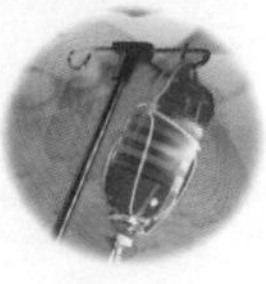

57 如何有效預防糖尿病併發症？

我們已討論過許多發生在糖尿病患者身上的併發症，有視網膜病變、神經病變、心臟血管病變、腎臟病變及足部病變等，這些病變的發生當然與血糖脫離不了關係。所以我們可以說，要預防併發症，就要先控制血糖。

一九八三至一九九二年間，美國進行有史以來最大規模的試驗，研究試驗的內容是在一千四百四十一名胰島素依賴型糖尿病患者中，尋找「血糖的控制與慢性併發症二者間相互的關係」，結果證實二者關係密切。這也就是說，能將血糖控制穩定者，他發生併發症的機會即大大降低。

一九九七年，英國前瞻性糖尿病研究，發現非胰島素依賴型糖尿病患，亦有類似結果。藥物、飲食、運動都是控制糖尿病的良方，同時還要注意平日生活作息的規律，再加上依照醫生的指示按部就班的治療，相信一定可以擁有一個健康美滿的生活。

◆血糖和飲食的親密關係

58 飲食療法對糖尿病有何重要性？

適當的飲食療法對糖尿病治療非常重要，甚至可以說是最基本的治療方法。飲食療法不只要注重營養，也要顧及均衡，以防止在吸收養分的同時，卻造成身體的負擔。

前面我們已經提到肥胖與糖尿病間的關係，所以我們知道大多數的非胰島素依賴型患者體重都超出標準，因此在飲食方面更需要注意每日總熱量之攝取，以控制體重，維持β細胞的正常運作。而每人熱量的需求值都不相同，要視病人的年齡、性別、體重及每天的活動量來決定。其中三大營養素的每日需要量，可依下列公式推算。

醣類需要量　（克）＝總熱量×（58%~68%）／4

脂肪需要量　（克）＝總熱量×（20%~30%）／9

蛋白質需要量（克）＝總熱量×（10%~40%）／4

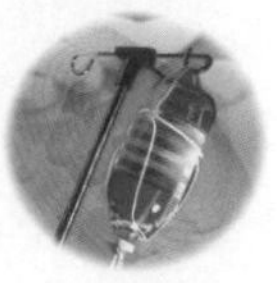

不同於非胰島素依賴型患者，對於胰島素依賴型糖尿病患者而言，因胰島素幾乎沒有分泌，所以飲食療法重點放在進餐時間的選擇，熱量控制只是輔助。這是因為此型病患需要施打胰島素，適當的用餐量及正確進餐時刻可以緩衝胰島素效應，以免血糖過低。

所謂「胰島素效應」是指病患在施打胰島素之後，應適當的用餐，以防止低血糖現象。在餐與餐之間，如果間隔過久，也應多加一份點心。若有運動計畫之前，也可攝取一些食物，以維持身體熱量的需要。

59 糖尿病患者可以吃糖嗎？

很多人以為糖尿病的病因起源於攝取過多的糖，而使血糖過高，其實這是錯誤的。根據研究，糖尿病主要是因為體內醣類的代謝異常，而使血糖無法充分被利用所致。因此營養學專家認為，糖尿病人只要每日固定攝取適當總熱量即可，不必過分限制糖分。但因為腸胃可能在吸收糖分之後，促使血糖快速上升，所以還是要依每日飲食攝取計量中的比例進食為宜，且應以多醣類（澱粉）為主，而非單醣（如果糖）或雙醣（如蔗糖）。

60 糖尿病患者如何善用代糖？

在糖尿病患者每日的「爭糖大戰」中，「代糖」的地位漸漸提高。「代糖」是一種人工甜味劑，除了含有甜味外，多數代糖熱量較低，所以可以讓糖尿病患者也能享受甜蜜蜜的生活，對病患而言無疑是一大福音。市面上所販售的代糖有以下兩種（見表3-13）。

表中的兩種代糖都具有食用後血糖不會快速升高的特性，所以對糖尿病患來說可善加利用，以解決美味及健康的矛盾。美國

▶ **表3-13　代糖的種類**

分類	產生熱量與否	名稱
營養性的甜味劑	會產生少量熱量	山梨醇、甘露醇、木糖醇
非營養性的甜味劑（人工甘味劑）	幾乎不產生熱量	糖精、甜精、阿斯巴甜、醋磺內酯鉀

過去曾有學者認為，部分代糖有可能引發癌症，不過至今並未有任何證據證實這個說法，因此糖尿病患者還是可以依照醫師指示，安心使用。不過當發生低血糖時，由於代糖不是真正的糖，無法使血糖提高，而改善低血糖的症狀，所以不能使用。

61 糖尿病患者每天能喝多少酒？

很多人以為酒精沒有熱量所以任意飲用，這是錯誤的。每公克酒精大約含七大卡的熱量，因此若糖尿病患經常飲用，易使血糖升高，同時也可能促發神經病變、肥胖及血脂異常等，所以糖尿病患者應將菸酒列為拒絕往來品，少接近為妙。中國人的生活中總少不了婚喪喜慶，氣氛熱烈時也難免會喝酒助興，但遇到這種場合時，很抱歉你只能抿一點聊表心意，最多不可超過一至二個酒精當量，以免傷害已經比平常人更脆弱的身體，更切忌一時興起忘了自己的身體狀況，胡亂拚起酒來，那後果是不堪設想的。

62 糖尿病患者是否可以飲用茶、咖啡及一般飲料？

糖尿病患者會因血糖過高，而漸有尿糖、多尿的情形出現，又因身體水分大量流失，使病人覺得異常口渴，故會多飲，此為常見的糖尿病症狀。治療方法就是要靠飲食、運動、藥物及補充足夠水分使血糖下降，並且維持水分和電解質的平衡。

在補充水分方面，因市面上的飲料多添加糖分及許多添加物，糖尿病患者實在不宜飲用。若多喝這些含糖飲料，不但無法解渴，而且會使血糖上升，使症狀更加嚴重，甚至造成酮酸血症或高滲透壓、高血糖糖尿病昏迷，故各位糖尿病患者不

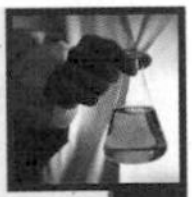

糖尿病小常識

＊一個酒精當量大約等於三百六十西西的台灣啤酒＝一百五十西西的紹興酒＝四十五西西的蒸餾酒。

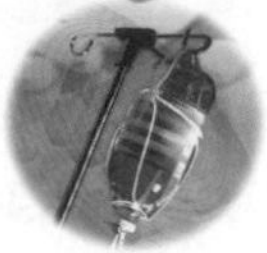

得不慎。至於茶或咖啡，糖尿病患者適不適合飲用的問題，頗受爭議。有些人認為會促使老化，使血糖升高及患心臟病等；而持相反論點的人，則認為它可能讓血糖降低。其實只要沒有高血壓、十二指腸潰瘍、胃潰瘍或失眠症者，在適量範圍內飲用，應該是不會有太大的問題的。

63 妊娠期間糖尿病患者應如何安排自己的飲食？

懷孕是一件神聖而重大的工程，所以不論在懷孕期間是否患有糖尿病，孕婦都應該要重視營養的均衡攝取，以及胎兒的正常生長。而一旦發現罹患糖尿病，就更須小心呵護，直到順利分娩，以下是糖尿病孕婦各個階段所要注意的特別事項：

1. **懷孕前三個月：**懷孕前三個月飲食方面還不用做任何變化，但要持續控制血糖，並注意是否有任何異樣症狀，隨時與醫師保持聯繫。
2. **四至六個月：**此時胎兒急速發育，所以孕婦應提高每日熱量的攝取，大約要增加至二百大卡，同時配合注射胰島素，勤於檢查血糖，以免發生不必要的意外。

3. 七至八個月：在懷孕末期要增加蛋白質、鈣、鐵、維生素及碘等的攝取，同樣也要時時注意血糖變化及身體上任何反應。

除了以上的注意事項以外，懷孕期間應定期做產檢，同時雖然身懷六甲，也需要適當的運動，以增強體力與免疫力。唯有做了萬全準備之後，才能安心無虞地等待新生命的到來。

▶ 表 3-14　各年齡層每日維生素C建議需要量

成年男女：	100毫克
青春期：	
13～15歲	90毫克
16～19歲	100毫克
孕婦（懷孕）：	110毫克
兒童：	
0～ 5月	40毫克
6～11月	50毫克
1～ 3歲	40毫克
4～ 6歲	60毫克
7～ 9歲	80毫克
10～12歲	90毫克

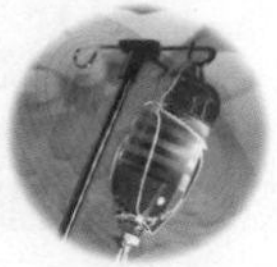

◆有效降血糖應如何選擇食物

64 食物中的升糖指數之高低代表什麼意義？

碳水化合物經消化後，會轉化成葡萄糖，不同的碳水化合物，轉化速度與形成葡萄糖的量都各有不同，而升糖指數（GI值）就是用來評量葡萄糖轉化速度的指標。一般而言，食物中的碳水化合物含量愈多，血糖就愈容易升高，所以它的升糖指數（GI值）就較高。

雖然澱粉類食物的升糖指數較高，但是由於它是人體主要的熱量來源，所以每日仍須攝取一定的澱粉，只要配菜的健康度夠高，如選用高纖蔬菜、豆類等，餐後的血糖依舊可以保持在較穩定的狀態。

65 糖尿病患如何利用升糖指數來選擇食物？

升糖指數愈高的食物，攝取後愈容易造成血糖上升，因此糖尿病患應該選擇升糖指數較低的食物。對於糖尿病患來說，有時會很想吃糖，此時就可以善用升糖指數來選擇全麥吐司抹上少許花生醬、低脂優格、草莓醬、葡萄柚醬等。

若平日肚子餓，則可以考慮壽司，因為壽司中的醋可以使消化變慢，海苔中的纖維可以使血糖吸收較緩，因此升糖指數都要比白飯來得低。

66 脂肪含量高的食物是否代表其升糖指數也高？

升糖指數只跟食物中的醣類有密切相關性，跟脂肪則無關，所以短時間攝取大量的脂肪並不會影響血糖。但是如果因為它不會影響血糖，就沒有限制的任意攝

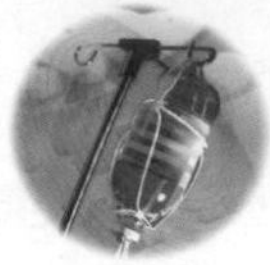

取，長期下來還是會造成胰島素的抗性增加，使胰臟負擔沈重，同時也會對其他系統產生不良影響。

67 合併有高脂血症，可以吃海鮮嗎？

許多高脂血症病人會因為擔心魚貝類的膽固醇過高，所以完全不敢吃蝦、蟹或貝殼等海鮮食物。事實上，魚貝類的膽固醇並不高，而雖然蝦、蟹、沙丁魚、蛤等稍高，但是其飽和脂肪含量卻非常低，所以對心臟血管疾病的影響，反而不如牛豬肉來得明顯。

此外，科學家已經證實，深海魚類中的魚油具有多種抗發炎與降低心血管疾病的保健功效，所以血脂肪高的人反而應該要多吃深海魚類，如鮭魚、鯖魚之類的食物。總而言之，對於糖尿病患來說，海鮮類無須過於限制，而深海魚類則可以善加利用。

68 糖尿病患可使用燕麥當作主食嗎？

燕麥中含有大量的水溶性纖維，可減緩食物消化的速度，且延後葡萄糖的吸收，所以有助於病患血糖的控制。以同樣的分量比較，燕麥的熱量比米飯、麵食來得低，也容易有飽足感。尤其很多老年糖尿病患牙齒不好、咀嚼較差，容易造成營養素攝取不均衡，而燕麥富含礦物質和維生素，正好可提供老年人較多的營養素。燕麥的好處多多，所以如果吃得習慣，有時拿燕麥來當主食也是不錯的選擇。

69 可以不吃醣類，以蛋白質和脂肪當作主食嗎？

不吃醣類，光吃蛋白質和脂肪，容易使脂肪代謝異常，產生酮酸，甚而造成酮酸中毒，過去許多糖尿病患使用此種方法，以為可以控制血糖，反而造成心臟病發，所以每日醣類應有一定的攝取量，才能確保熱量代謝正常，同時避免低血糖產生。

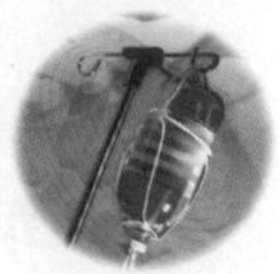

70 肥胖的糖尿病患應善用蒟蒻？

蒟蒻的熱量較低，只有一般米飯的五分之一，而且攝食後會膨脹三十到四十倍，容易有飽足感，所以有助於肥胖糖尿病患同時作為減重和控制血糖之用。此外由於蒟蒻有延緩醣類在小腸吸收的功能，所以蒟蒻必須在餐前或進餐時一起食用，才會發揮效果。

部分蒟蒻食用者可能會在初期產生腸子蠕動加速、腹鳴、排氣增加的情形，所以可先從小量開始逐步調整。另一方面，糖尿病患在食用蒟蒻時，仍應持續吃藥，以控制血糖，但由於蒟蒻的熱量低，若有血糖過低的情況，應請醫師調整用藥。

平日使用蒟蒻塊切成小丁，然後再加些竹筍或蘿蔔，代替雞豬熬成湯來喝，美味及營養都可兼顧。如果病患喜歡甜食，也可以買些仙草，將蒟蒻切成小塊一起煮，最後再加些代糖，就成了美味的仙草蒟蒻湯。

雖然有以上的優點，但蒟蒻的營養素還是偏低，所以平日飲食中，仍應注意各種營養素和熱量的搭配。另外需要特別注意的是，一般市售的蒟蒻乾常有調味，可能含有較多的鹽分，食用前應看清食品標示。

71 糖尿病患每天應至少吃兩份豆製品？

大部分豆製品的熱量較低，因此糖尿病患可善加利用，來取代由肉類獲取的蛋白質。豆製品的主原料——黃豆，含有與女性荷爾蒙結構式相似的異黃酮，因此對於更年期女性糖尿病患來說，更是良好的保健食物。

雖然豆製品可以多多選用，不過要特別小心油豆腐、麵筋，因為這些豆製品經過油處理後，會吸收大量油脂，熱量自然變得較高，因此最好少吃這些食物，才可以避免熱量過高、油脂敗壞等問題。

72 聽說糖尿病患不能吃水果？

部分水果因甜度較高，所以對於糖尿病有很大的影響。過去曾有病患因為一時貪吃，攝取過甜的水果，而導致眼睛出血，因此過甜的水果對於糖尿病患者來說，的確是不適宜的。

此外，果汁對糖尿病患者的影響更是大於水果，這點可以從升糖指數來證實，葡萄柚的升糖指數大約是三十五至三十六，而葡萄柚果汁的升糖指數卻是四十八至六十九，所以一般不建議糖尿病患喝果汁，以免血糖快速上升。

依照升糖指數可將水果分成三級：

1. 第一級：升糖指數較低，包括葡萄柚、蘋果。
2. 第二級：升糖指數稍高，包括西瓜、香蕉、櫻桃、芒果。
3. 第三級：升糖指數最高，包括榴槤、鳳梨。

所以糖尿病患者如果想吃水果的話，可多選用葡萄柚、蘋果，不過一餐仍不要超過一個，才能維持血糖的穩定。

73 纖維有助於降血糖？

美國內分泌學者發現，適量的纖維質可以使血糖降低，而達到趨緩糖尿病的功效，使糖尿病患者的治療多了一個方向。

纖維食品是熱量不多的多醣類，它包含了以下三大優點：

1. 食後易有飽脹感，而且還可以刺激消化液的分泌，使腸道蠕動，有助於排泄系統的順暢。
2. 使醣類吸收減緩，血糖不易上升，亦可減少胰島素的需要量。
3. 防止便祕、高膽固醇血症、冠心症等疾病的發生。

因為有這麼多的好處，所以現在美國糖尿病學會逐漸以高

▶ **表3-15 纖維植物**

非水溶性纖維	水溶性纖維
非水溶性纖維包括纖維素、半纖維素等，如芹菜、筍類、高麗菜、未加工的全穀類食物中都有含量。	水溶性纖維包括果膠、藻膠、燕麥等，果膠多存於水果之中，尤其以蘋果、葡萄、草莓、香蕉含量較高；而藻膠則可在海帶、紫菜中發現。

纖、多醣類食物，來代替低糖的治療方式，並認為粗食會比細食更有益、更健康，所以在每日飲食中，適當加入纖維素，來讓飲食更均衡。（見表3-15）。

74 每一種蔬菜都適合糖尿病患嗎？

我們前面介紹過很多蔬菜的優點，但並不是每一種蔬菜都可以隨意食用的。一般最推薦的蔬菜是葉菜類，因為它們所含的熱量較低，平均一百克約是十到三十大卡，只有番薯葉稍微高一點；但南瓜、芋頭、番薯就含有大量澱粉，甚至可以取代米飯類，例如一百公克的南瓜幾乎就等於一份主食，所以並不鼓勵過量攝取，如果真的要選擇這些澱粉類蔬菜時，應減少主食類的攝取量。

▶ 表3-16　各種食物所含熱量比較

食物名稱	單位	熱量（大卡）	食物名稱	單位	熱量（大卡）
調味乳	一盒	170	蛋餅	一份	235
養樂多	一瓶	100	奶酥麵包	一個	450
甜豆漿	一碗	100	起司麵包	一個	420
鹹豆漿	一碗	115	火腿蛋三明治	一份	420
白煮蛋	一個	73	漢堡	一個	540
荷包蛋	一個	120	牛排	八兩	500
炒蛋	一個	160	炸雞腿	一隻	500
土司	兩片	140	陽春麵	一碗	250
果醬	一湯匙	60	牛肉麵	一碗	510
白飯	一碗	140	排骨麵	一碗	510
稀飯	一碗	140	雞腿飯	一份	700
饅頭	大個	270	速食麵	一包	345
燒餅油條	一套	295	素食米粉	一包	330
洋芋片	一包	1100	啤酒	一罐	90
炸薯條	一小包	220	高粱酒	30CC	90
奶昔	一杯	330	紹興酒	90CC	90
冰淇淋	一杯	280	威士忌	45CC	90
汽水	一罐	150	葡萄酒	120CC	90
布丁	一個	140	清茶	一杯	0
冰棒	一支	65	黑咖啡	一杯	0
甜甜圈	一個	150	奶精	一湯匙	30

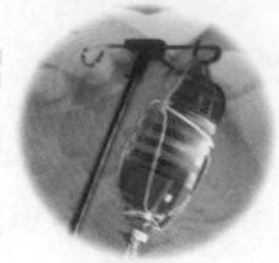

75 糖尿病患適合吃魚油嗎？

魚油可提升人體細胞對葡萄糖的利用率，有減緩血糖上升的效果。此外，糖尿病患容易有血脂肪過高的現象，而魚油中富含多元不飽和脂肪酸，有降低血脂肪的功效，避免心血管疾病的產生，所以適量攝取是有益的。

76 銀杏對糖尿病患有幫助嗎？

銀杏可以增加細胞對葡萄糖的利用率，提升細胞對胰島素的敏感度，因此適量攝取對治療糖尿病是有所幫助的。再者，糖尿病容易造成神經病變，影響神經傳導速率，而銀杏則可以促進神經傳導速率，改善頭暈、耳鳴的症狀，並且可以加速腦部利用氧和葡萄糖的能力，所以更具功效。

77 靈芝可以降血糖嗎？

靈芝一直是數一數二的珍貴藥材，其所含的三帖類更具有降血糖的功效，它可以提升血中的胰島素濃度，並且加速葡萄糖在肝臟中代謝的速率，所以可以達到血糖控制的效果。

78 蘆薈可以降血糖嗎？

蘆薈是阿拉伯國家治療糖尿病的傳統方法之一，最近的研究也顯示，蘆薈中的水溶性纖維可降低腸胃道吸收葡萄糖的速率，以達到降低血糖的效果。蘆薈有上白種，但是可以食用的種類只有五種，所以不能隨便摘野生蘆薈來吃。此外蘆薈皮中有些成分已經證實具有肝腎毒性，所以食用蘆薈時，一定要先去皮。

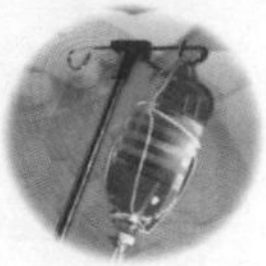

79 山藥可以治療糖尿病嗎？

某些研究指出，山藥可能對糖尿病患者是有益的，但這絕不代表可以盡情吃山藥，因為山藥本身含有大量的澱粉，食用過多仍會刺激血糖，造成危害。所以病友們若是想吃山藥的話，應注意食用的量，並將其熱量加進自己每日的飲食控制計畫中。

80 海帶可以控制血糖嗎？

海帶中除了含有碘、鈣、鐵、鉀、鈷等多種礦物質外，還包含大量粗纖維及多醣體。研究報告指出，它可以促進胰島素與腎上腺激素的分泌、提高脂蛋白酯酶的活性，並可以促進葡萄糖在體內的利用與代謝，有降血糖、血壓、預防骨質疏鬆等的健康功效，所以可以適度的攝取。

◆糖尿病患運動注意要點

81 糖尿病患者可以運動嗎？

大部分的糖尿病患者不但可以運動，而且還要配合每日作息，計畫性地規律運動，來促進健康。

已經有研究指出，藉由運動治療的方法，可以預防種種糖尿病可能引發的併發症，如眼部、心臟、血管病變及足部病變等，而且其對紓解壓力及改善肥胖等，都有卓越的成效。此外最重要的是，運動對糖尿病患者的血糖控制，也有令人驚喜的效果，美國研究證實，運動能使胰島素代謝功能增加百分之三十，胰島素受體增加百分之五十，所以可以得到運動有助於糖代謝正常的結論。根據以上的好處，我們可以說保持運動的習慣，對糖尿病患者來說有一定的好處。但須注意的是，糖尿病患者在從事運動前，須對運動的種類及方法留心注意，因為不適當或太劇烈的運

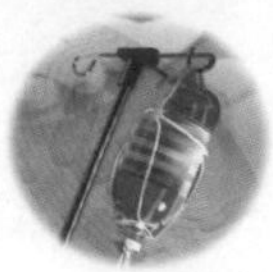

動，都會造成病人的負擔，產生副作用，且有些患者是不適合運動的（見Q85）。所以應依糖尿病病情及目前治療的現狀，與醫師討論之後，選擇最適合自己的運動。

運動療法與食物療法都非常重要，患者須將之融入生活中確實執行，並持之以恆，才能得到預期的效果；否則只是一味空想，便永遠得不到運動所帶來的種種好處。開始運動治療時，建議最好由較簡單、輕鬆的運動開始。

82 運動治療對糖尿病的臨床意義？

運動是否能替糖尿病患者帶來一絲曙光呢？在醫學界中這個答案是肯定的，它的臨床意義為：

1. **達到理想體重：**許多糖尿病患者為肥胖體型，而長期地在室內作息，往往無法消耗多餘的能量。所以唯有透過飲食控制及運動療法，才能有效的消耗體

▶ 表3-17 不同活動每小時所消耗熱量（大卡）

活動	每小時熱量	
	每公斤	每60公斤
醒臥	0.1	6
嚼食	0.4	24
靜坐	0.4	24
寫字	0.4	24
朗讀	0.4	24
靜立	0.5	30
立正	0.6	36
穿衣	0.7	42
縫衣（手縫）	0.4	24
縫衣（腳踏縫衣機）	0.6	36
大聲唱歌	0.8	48
拉小提琴	0.6	36
彈鋼琴	0.8～2.0	48~120
打字	1.0	60
洗碗	1.0	60
熨衣服（熨斗5磅重）	1.0	60
洗衣（輕度）	1.3	78
掃地（掃帚）	1.4	84
掃地（吸塵器）	2.7	162
慢走（4公里／小時）	2.0	120
快走（6.4公里／小時）	3.4	204
快速走（8.5公里／小時）	9.3	558
跑步	7.0	420
腳踏車（中途）	2.5	150
游泳（3.2公里／小時）	7.9	474
鋸木	5.7	342
打乒乓球	4.4	264

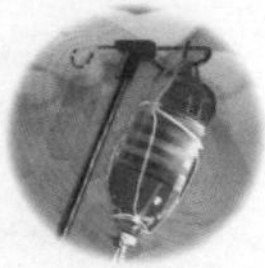

▶ 表3-18　各種運動種類消耗80大卡所耗費的時間

運動的種類	消耗80卡 所需的時間	消耗的熱量
散步（60公尺／分）	30分	80
快步行走（80公尺／分）	20分	80
慢跑（跑步約100公尺／分以上）	15分	80
韻律體操	15分	80
高爾夫球	一場	80×4
滑雪	60分	80×2
溜冰	60分	80×2
投球	三回合	80
棒球（投手、捕手除外）	一場比賽	80×4
接投球	15分	80
原地跑步	15分	80
爬樓梯	15分	80
乒乓球	15分	80
羽毛球	15分	80
自行車運動	半日（3小時）	80×7
郊遊	半日（3小時）	80×7
跑步（120公尺／分以上）	10分	80
游泳	10分	80
網球（單打）	10分	80

內脂肪，進而早日達到理想體重，以便間接控制血糖。

2. **增強抵抗力**：運動可以增進血液循環，強化細胞的抵抗能力，進而減少糖尿病併發症的發生。

3. **增強體能及肌肉活動量**：適量的運動可以增強肌肉及關節的活動能力，並且培養體能，保持健康。

4. **降低血脂肪及血壓**：高血脂及高血壓的糖尿病患者常可借助運動，使得血脂肪及血壓下降，以避免心臟、血管方面病變。

5. **降低血糖**：運動可幫助穩定血糖，同時增加人體對胰島素的敏感性，進而讓糖尿病達到良好控制的狀態。

6. **紓解壓力**：藉由身體的活動，可以減輕心中積壓的壓力，達到身心鬆弛平衡，使人保持心情愉悅，生活態度也會更健康、更有活力。

由以上可知，適當的運動不但可預防疾病，還兼具治療效果。所以政府倡導全民運動，無疑是希望每位國民都能身心健康，共同打造希望的明天。

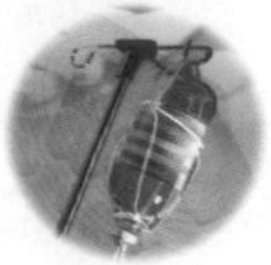

83 如何找到適合糖尿病患者的運動？

有百分之七十的糖尿病患者經由運動及飲食療法，使得病情得到更好的控制，並且增加了預防併發症的能力。但並不是所有的運動都適合每一個人，而糖尿病疾病變化之複雜，使運動形態的選擇須更加注意，以下我們分為幾個類型來介紹：

1. 第一型：此型糖尿病患的特徵為六十歲以上的人，但病情穩定，且無併發症之虞者；或者是體重超過理想體重二十公斤以上，病情穩定無併發症，且急須減肥者。這些病患最好每天可消耗八十至一百六十大卡的熱量，但要注意運動的適量及安全，不宜太過劇烈，以免造成反效果。

2. 第二型：此型病患為因過度肥胖而正在接受飲食療法，或飲食療法已宣告無效者。對於必須減肥，醫師又建議要加強運動者，應該更積極運動，最好每日消耗一百六十到三百二十大卡，但也要避免過度激烈運動。

3. 其他：輕型糖尿病患者、糖尿病已控制良好者，或是在五至十年間無惡化的糖尿病患者，都應以運動來保持身體健康及理想體重，每天的運動量可以增加至三百二十大卡以上，以加強身體及心肺功能。

84 糖尿病患者進行運動治療時應注意哪些事項？

雖然運動是值得被鼓勵的，但由於糖尿病患者的身體比一般人脆弱一些，所以運動時需要有更多的照護，如在運動時或運動後有不適，也應該立即求助醫師。

一般而言，糖尿病患者在運動時須注意下列事項：

1. 運動時間不宜過長、過度勞累，應考慮自身的體能狀況及糖尿病情之情形來設計、執行運動。
2. 隨身準備糖類，以便在低血糖發作時能立即食用。
3. 攜帶辨識糖尿病身分的物品（如識別手環或吊牌），若能有人陪伴則更好。
4. 選擇適當的鞋襪來保護足部，以免引發足部的併發症。

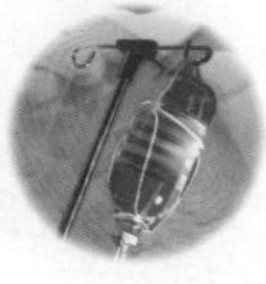

5. 切忌空腹運動或在使用血糖藥物（胰島素或口服藥）後運動，以免促發低血糖。
6. 運動以不造成身體肌肉傷害為主，如果因為激烈運動而受傷，就違背做運動的初衷了。
7. 運動要持之以恆，最少也要隔一天一次，且每次應進行二十至三十分鐘以上。
8. 盡量避免在夜間運動，以免產生遲發型的運動後低血糖，同時夜晚視線不良，也容易發生意外。

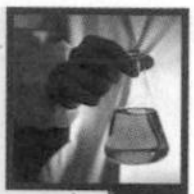

糖尿病小常識

* 遲發性的運動後低血糖：遲發性的運動後低血糖是一種緩發的低血糖症狀，可能在運動後三小時才發作。故若在晚間做運動，可能延發至睡眠時間，此時危險性會更高。

85 所有糖尿病患都可以運動嗎？

雖然運動治療對糖尿病患者來說是一帖健康良藥，但並非所有的人都可以進行運動治療，有一些患者不但暫時不宜運動，若執意運動，恐怕還可能帶來反效果，這些人包括：

1. 血糖控制不良者：在血糖過高或過低時，都不宜做運動。因為當高血糖產生時，小便中的酮體隨之出現，運動反而會使血糖上升，造成高酮酸症；反之當血糖過低時，運動也會使血糖消耗加速，讓低血糖更加嚴重。
2. 腎病變者：因在激烈運動之下，會使得流向腎臟的血液減少，因此蛋白尿會更形加重。
3. 心臟病變者：有心臟血管問題的病患可能會因過度運動，而有嚴重的情況出現。
4. 中風或眼部病變者。

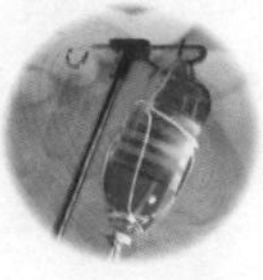

5. 足部病變者。

6. 其他醫生指示宜限制運動之糖尿病患者。

以上都是需要暫停運動的族群，若你不知道自己是否適合運動，可以諮詢你的醫師，相信會獲得完整的解答。

◆自我護理注意要點

一 生理

86 何謂「理想體重」？

現今醫學已證明，肥胖確實會帶來許多健康上的隱憂，糖尿病的發生也是其一，若肥胖者原本就帶有糖尿病的體質，就更容易引發糖尿病。所以要特別注意自己的體重，改善肥胖現象，以減輕病情的二度傷害。

想維持體態標準的話，就必須瞭解什麼是理想體重。理想體重的計算法有許多種，目前常用的理想體重之公式如下：

男性標準體重 =（身高-80cm）×0.7

女性標準體重 =（身高-70cm）×0.6

計算出標準體重之後，再依各人的年齡、工作、運動量，來推算

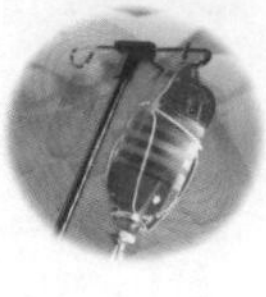

出每天所需要的熱量，作為飲食及運動方面的參考，便可以使體重獲得良好的控制。

其實不僅是糖尿病患需要控制體重，每個人都須注意體重的變化，尤其是中、老年人，在身體機能逐漸老化之後，肥胖會提高患病的機率，也會造成心理上的自卑感，百害而無一利。所以控制理想體重，可以說是健康的第一步。

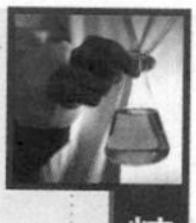

糖尿病小常識

＊肥胖者通常容易罹患糖尿病，主要是因為肥胖會使人體對胰島素作用產生阻抗，胰島素一旦無法正常運作，對糖尿病而言，無異是雪上加霜。

▶ 表3-19　各年齡層每天平均熱量需要量（大卡）

20~25歲			25~54歲		
	男	女		男	女
輕工作	2200	1800	輕工作	2100	1700
中等工作	2450	2000	中等工作	2350	1900
重度工作	2850	2350	重度工作	2750	2200
極重工作	3300	2650	極重工作	3100	2500
			懷孕第一期		+0
			第二期		+300
			第二期		+300
			哺乳期		+500

資料來源：行政院衛生署

▶ 表3-20　全天食物熱量分配表

進食時間／餐數	早餐	早點	午餐	午點	晚餐	消夜
四次	2/7		2/7	1/7	2/7	
五次	1/7		2/7	1/7	2/7	1/7
六次	2/9	1/9	2/9	1/9	2/9	1/9

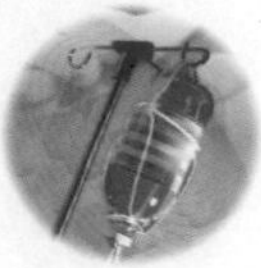

▶ 表3-21 每100公克食物所含熱量與營養素的比較

食物	熱量（卡路里）	蛋白質	脂肪	鈣質	鐵質	維生素A	維生素B群	維生素C
五穀根莖類	★★★★	★	○	○	○	●	★	○
汽水可樂	★★	●	●	●	○	●	●	●
後腿瘦肉	★★★	★★★★	★★★	○	★	○	★★★	○
魚	★★★	★★★★	★★★★	★	○	○	★	●
蛋	★★★	★★★	★★★★	★★★	★	★★	★★	●
全脂奶	★★	★	★★★	★★★★	○	★	★	●
豬肝	★★★	★★★★	★★	○	★★★★	★★★★	★★★★	★★★★
豆腐	★★	★★	★★★	★★★★	★★	○	★	●

▶（續）表3-21　每100公克食物所含熱量與營養素的比較

食物	熱量（卡路里）	蛋白質	脂肪	鈣質	鐵質	維生素A	維生素B群	維生素C
深綠色深黃紅色蔬菜	●	●	●	★★★★	★	★★★	★★	★★
淺綠色蔬菜	●	●	●	★★★	●	★	★	★★
深黃色水果如：木瓜、芒果	★	●	●	★★	●	★★★	★★	★★★★
枸櫞類水果如：橘子、柳丁	★	●	●	★★	●	★★★	★★	★★★★
蘋果	★	●	●	★	●	●	★★	★

圖示說明：★★★★非常豐富　★★★豐富　★★中等　★少量　●微量　●沒有

資料來源：行政院衛生署

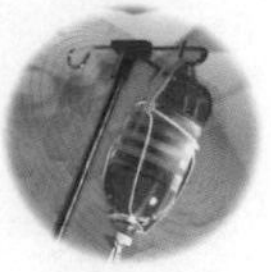

87 若糖尿病患超過標準體重，該如何正確地減肥？

一般的肥胖者，時常用節食、斷食、甚至減肥藥的方式自行減肥，但是糖尿病患者千萬不可輕易嘗試，因為突然的絕食、節食，可能會造成低血糖，若私自使用來歷不明的減肥藥，則可能會造成肝腎系統的負擔，萬一體重沒減成，還爆發更嚴重的併發症，那真是賠了夫人又折兵。

並不是所有的糖尿病患者都可以自行減肥，想要自行減肥者，必須先要符合幾點條件：

1. 無併發症發生。體重未超過理想體重二十公斤以上，且飯後兩小時血糖值在二百（毫克／公合）之下。
2. 雖患糖尿病，但已得到良好控制，故能正常生活、工作者。
3. 經醫師許可。

只要能符合以上條件，即可在自家減肥，幫助糖尿病病情更進一步控制。至於非屬以上類型者，就必須在醫生協助、監督下，進行減肥計畫。

二 心理

88 糖尿病患者如何調適心理狀態？

所謂「相由心生」，心理的變化常會在生理上表現出來，而對身體造成各種影響。

前面幾個章節中，我們談的都是糖尿病本身及治療方面的問題，然而糖尿病患者之情緒、心理管理，其實也是糖尿病治療中頗為重要的一環，因為當被診斷出糖尿病時，每一位患者都需要很大的勇氣去面對疾病，以恢復正常健康的生活，所以瞭解病患的心理，賦予他堅強的毅力是很重要的。

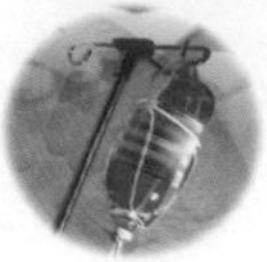

當糖尿病患者得知自己罹患糖尿病時，在心理上可分成幾個心路歷程：

1. **第一階段／否認期：**當知道罹患糖尿病時，一般人的第一個反應通常是震驚，然後開始思考診斷是否錯誤，有些人更會病急亂投醫，到處求取偏方。此時糖尿病患的親友應以冷靜、樂觀的態度，幫助患者建立信心及希望。
2. **第二階段／憤怒期：**當患者瞭解罹患糖尿病已成事實時，常常會出現「為什麼會是我！」的憤怒感覺，認為自己並沒有做壞事，不應該得到疾病。此時患者的情緒常處於暴躁的狀況，親友應以更寬容的心來包容患者。
3. **第三階段／妥協期：**在經過否認及憤怒階段之後，最後患者會開始接受此事實，進而願意接受糖尿病的治療。
4. **第四階段／憂鬱期：**雖然已漸接受此事實，但還無法正面健康地面對它，常會表現悶悶不樂，充滿抑鬱。
5. **第五階段／適應期：**能逐漸以積極、正確的態度面對疾病及治療，而且也會主動參與各種治療。

以上五個階段，患者並不一定都能順利到達適應期，有些患者會因心理障礙無法排除而停留在某階段，也有些患者不會按照五階段的順序發生。

影響糖尿病患者心理反應的因素，並不全歸因於糖尿病患者本身，糖尿病患者的家屬、朋友、周遭人的態度、反應，也都會影響糖尿病患者的心理情緒狀況。所以糖尿病患者及親友的心理健康，對是否能有效控制糖尿病有決定性的影響。

89 糖尿病患者如何解決心理的糾結？

有許多糖尿病患者總認為自己身懷重病，故常裹足不前，對生活自暴自棄，這樣的態度對治療並沒有幫助。再加上患者常因治療受挫、併發症的威脅及壽命減短的恐懼等因素，導致強大的心理壓力，這些壓力長久積壓在心中，會促使荷爾蒙的分泌增加（如：升糖激素、生長激素、腎上腺素等），而這些荷爾蒙所產生的效應，正好會對抗胰島素的作用，使胰島素作用受阻，血糖便隨之升高，胰島素依賴

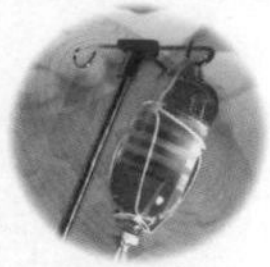

型病患者更可能因此而出現酮酸血症的現象。由此足見，心理因素實在應列為治療目標的項目之一。

要有良好的心理狀態，首先要注意心理調適，平時保持精神飽滿，勿累積太多壓力，維持心情愉快，整個人便會輕鬆起來。除此之外，「耐心」也是患者的必備條件，不但對治療過程要有耐心，不怕麻煩，不嫌囉唆，面對治療失敗或者等待症狀改善時，也需要耐心，畢竟糖尿病的形成並非一天兩天，那又如何能期待短期間就看到改善成果呢？

此外，糖尿病患者與醫院專業人員應常常溝通，以便讓患者對治療充分瞭解，保持積極、明朗的態度，而不會因錯誤的認知或思考，徒增自己的心理負擔，影響糖尿病的治療；更不會因糖尿病而對人生觀點從此丕變，以反抗、消極心去面對糖尿病的人生。

美國學者何姆斯、瑞爾，以研究「壓力」對人體身心的影響，顯名於世。他們以數理統計的方式，將生活事件中的各種壓力加以量化，編成「社會再適應量表」

▶ 表3-22　社會再適應量表

生活事件	平均得分
1.　配偶死亡	100
2.　離婚	73
3.　與配偶分居	65
4.　監禁	63
5.　家庭成員死亡	63
6.　重大身心疾病	53
7.　結婚	50
8.　對工作厭煩	47
9.　與配偶破鏡重圓	45
10.　退休	45
11.　家庭成員之一有身心健康的重大改變	44
12.　懷孕	40
13.　性生活困難	39
14.　增添家庭成員	39
15.　重大的事業調整	39
16.　重大的經濟情況改變	38
17.　親近的朋友死亡	37
18.　換到較難的工作	37
19.　和配偶的爭執明顯增加或減少	35
20.　大量貸款	31
21.　貸款即將結束	30
22.　工作職責的重大改變	29
23.　子女離家自立或就學	29
24.　婆媳糾紛	29
25.　重大的個人成就	28
26.　配偶開始停止或出外工作	26
27.　開始或停止正式教育	26
28.　生活環境的重大改變	25
29.　個人生活習慣的改變	24
30.　與上司不合	23

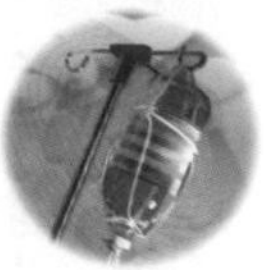

（表3-22）。在此表中，我們可以知道各種事件對人所造成的壓力。在過去一年中，將所經歷的生活事件得分全部加起來，如果總分超過兩百分，則非常容易發生心肌梗塞、胃潰瘍等疾病，須小心防範。

90 如何突破患者心理障礙，進而給予適當協助？

糖尿病患者在心中長久累積的種種壓力，相信是很沈重的，所以身為醫師、親友，都必須幫助患者心理重建，而這方面專業人員常使用的治療策略，可以給非專業人士作為參考，以協助糖尿病患者尋找方向。

1. **會談：**鼓勵病人暢所欲言的說出心中的感覺，這是瞭解、處理糖尿病患者心理的第一步。在患者表達情緒的同時，相同地也將心中的挫折、委屈吐露、抒發出來，不僅有助於病患本身的心理健康，更可使旁人從中瞭解並找到解決之道，這也正是會談的主要目的。

2. 對症下藥：專業心理人員從談話中可得知患者內心深處的癥結所在，依心理障礙的原因對症下藥；親友也可與醫師合作，大家一起敞開心胸，合力對抗糖尿病。這裡所指的藥方，是一些心理專家常運用的特殊方法，如自我強化、運動、角色扮演，甚至在國外還會定期舉辦糖尿病營，藉由團體的延伸力量，訓練患者建立、改善身體形象，並藉由活動達到情緒鬆弛的效果。

三 日常生活

91 糖尿病患者可以使用泡腳機嗎？

如果足部沒有傷口，原則上糖尿病患是可以使用泡腳機的，但必須在醫師的指示下使用。此外還有一點要注意，就是糖尿病患往往有神經病變，對於溫度感應較

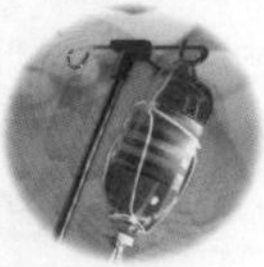

差，所以糖尿病患使用泡腳機時很容易燙傷，因此使用前除了要注意是否足部已有傷口外，還要隨時注意水溫的控制。

92 是否需要禁菸？

糖尿病患者須每日注意節制飲食，並且維持生活規律，且最好遠離菸酒。長期抽菸會使呼吸系統發生障礙，而且也會影響口腔、個人衛生，此外尼古丁還會影響血管收縮、刺激神經、影響消化過程等，進而引發眼睛、動脈及腎臟方面的併發症，所以糖尿病患者還是遠離菸草的好。其實不只是糖尿病患者，每個人都應該遠離香菸，因為許多研究同時指出，抽菸與各種重大疾病（如癌症等）都有很密切的關係，所以奉勸諸位癮君子，早日戒菸，才能脫離疾病的陰霾。

93 糖尿病患者出國旅行，需要做何準備？

自從政府開放觀光以來，出國旅遊早成為大家假日休閒的一大方法，而「旅行」對許多糖尿病患者來說是又期待、又怕受傷害，到底糖尿病患者是否能暫停治療，享受旅遊的快樂呢？

對於這個問題，其實患者不用過度憂慮，因為只要經過醫師允許，並且在事前做好萬全的準備工作，糖尿病患者當然可以參加長途旅行，同時還能玩得盡興、平安歸來。那究竟有哪些準備工作是糖尿病患者應事先注意的？下面就讓我們逐條詳細的介紹：

1. **醫師檢查**：在訂定旅遊計畫前先接受醫師診察，確定是否適宜旅行。
2. **請主治醫師開一份糖尿病歷簡表（即「糖尿病護照」）**：在國外旅行時，若發生糖尿病惡化，可能需要就近至醫院接受治療，有了這份糖尿病歷簡表，

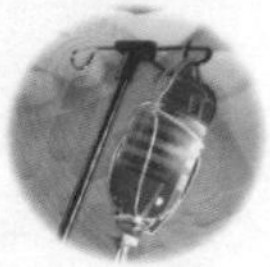

國外醫師可以很快明瞭你平日的治療狀況。除了病歷外，最好也清楚記錄平時注射胰島素的種類、強度、廠牌、劑量等。這樣一來，可以省去很多不必要的麻煩。

3. **攜帶胰島素或口服藥物：**雖然出門在外，還是要持續控制、治療糖尿病，可以請醫師替你開一份處方箋，以便臨時在國外購買藥品之備。

4. **修改治療計畫：**若從事海外旅遊時，每日的活動量、飲食作息不如平時固定，最好能持旅遊行程表與醫師討論，重新修訂治療計畫，此外還可請教旅遊機構沿途的醫院位置，以防病情變化時所需。

5. **預防注射需一個月前施打：**如果旅遊目的地須先施打預防針，最好能在旅行前一個月進行，因為施打預防注射往往會使糖尿病情產生變化，醫師大約需要一個月時間來恢復正常控制。

6. **事先告知導遊及航空公司：**事前告知使導遊在安排用餐飲食時特別注意，甚至請餐廳另外準備；而航空公司則可提供專為糖尿病患者設計的餐點。

7. **注意時差：**當目的地的時差較大時，要特別注意注射胰島素或降血糖藥的用量。如果你在出國當天已注射胰島素或服用降血糖藥，在二十四小時降落後，若當地的時間為晚上，則可將劑量減半，然後再吃晚餐，第二天早上開始，即可恢復平常的劑量。

8. **隨身攜帶胰島素、降血糖藥及些許乾糧、甜點：**不論是胰島素注射劑或降血糖藥最好都放在身邊，而且也應隨身攜帶一些乾糧、糖果，以防錯過正餐時間或者體力過分消耗時，可暫時用以果腹，有助於減少低血糖的發生。

以上幾點是出門旅行時須事前準備、注意的。此外，我們還建議你隨身攜帶一個旅行包，以裝備你治療時所必須隨身攜帶的藥品、用具以及各種急救用品，諸如：

1. **胰島素：**若是長期施打胰島素者，胰島素可放於手提袋中，但應維持在攝氏二度到三十五度之間，切勿放於行李艙中，因其溫度很低，會影響藥品效用。

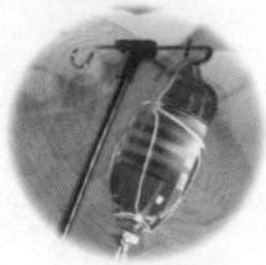

2. 注射用具：如針筒、酒精棉等。
3. 檢驗用具：尿糖及血糖的檢驗用具，及檢驗酮體的試紙。
4. 口服藥物：可準備分格的藥盒來提醒自己吃藥。
5. 糖類：隨身攜帶糖果、乾糧以免低血糖發作。
6. 備換鞋子、腳部乳液及指甲銼刀。
7. 糖尿病護照。

94 糖尿病患者「生病」了怎麼辦？

一般人或多或少都會遇到小感冒、拉肚子、腸胃不舒服等病痛，糖尿病患者當然也不例外。糖尿病患者如果遇到身體違和時，會使原本的病情控制更趨於複雜，如果此時藥物及食物治療又不能配合得宜的話，就有可能造成低血糖或高血酮症的現象，而使原本的病情更加嚴重危險。因此疾病時，除了注意病人的生活起居、避免風寒之外，一定要求助醫師，並密切檢驗血糖，或自行在家做試紙尿液檢查，才可以避免突發性危險。除此之外，此時的營養攝取要注意，千萬不可因胃口不好，就拒絕進食，更不可停止原本的治療計畫，因為生病時，胰島素的需求量是有增無減，所以若此時自行停止一切治療，等於是雙重危險。如果病情已非常嚴重，像發高燒或受重傷等等情形，最好能到醫院接受住院治療，比較安全。

95 糖尿病兒童是否能正常生長？

根據統計，十五歲以下罹患糖尿病的比率是十萬分之一，在美國糖尿病兒童則占全部糖尿病患者的百分之五，我國雖然人數較少，但糖尿病兒童還是應被特別關心照顧。

糖尿病兒童大部分是胰島素絕對缺乏型，也就是胰島素依賴型病患，所以當發現糖尿病後，家長應與醫師全力配合，觀察兒童血糖、尿糖變化，同時注意兒童的

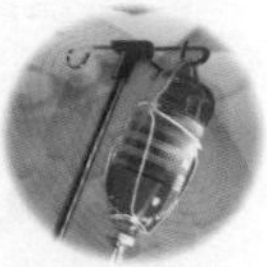

飲食、運動，並按時施打胰島素。若糖尿病情可獲穩定控制，糖尿病兒童並不會在智力發展與學習方面有何障礙，可以與正常兒童一樣上學，也不須住院治療，甚至應鼓勵兒童維持正常生活，但應避免讓兒童做過於劇烈的活動。總而言之，只要家屬與病患擁有正確的觀念，注意生活作息，接受醫師指示，就可以使糖尿病獲得良好控制，孩子也能快樂成長，千萬不要自尋偏方，使糖尿病兒童得不到完整、有系統的治療，而長期處於高血糖之下，以免生長變得緩慢，甚至停滯，影響到一輩子的幸福。

96 糖尿病患者的性生活應注意哪些問題？

糖尿病患者所衍生的性問題以男性居多，其中有百分之三十至百分之六十的男性糖尿病患出現陽痿現象，主要被認為與糖尿病性血管病變有關。此外，男性糖尿病患者還可能出現逆行性射精的問題。

男性勃起的機轉主要是靠神經反射。在第二到第四薦椎部分的副交感神經（俗稱勃起神經）受到情緒上或錯覺上的刺激後，可以促進陰莖動脈的擴張，使得流向陰莖的血液增加，再加上靜脈回流的抑制，引起陰莖竇狀體或海綿體的膨脹，而產生勃起的現象。一般性陽痿以心理因素居多，但糖尿病性陽痿則來自於勃起神經發生障礙或血管病變。此外，若患者不幸併發高血壓，在治療高血壓藥物中，也有些會促成陽痿，所以服藥後有異樣時，也要立即向醫師反應。至於逆行性射精是自律神經方面的障礙，使得內膀胱括約肌無法正常開閉，而在陰莖肌肉收縮下，本應射出的精液無法射出，反而逆流入膀胱。這可能也與治療高血壓的藥品有關，但並非無法解決，只要請教醫師，相信都可獲得滿意的解答。

女性方面的性問題似乎來得少很多，也許是男、女性器官及反應的差異，多數糖尿病女患者在臨床上都表示性方面均沒有問題。但美國曾經對四十位發病十年、平均年齡四十九歲的女性糖尿病患者發過問卷，發現其中百分之三十五的人性欲減退，百分之四十五的糖尿病女性敏感性降低，還有百分之三十五的女性糖尿病患者

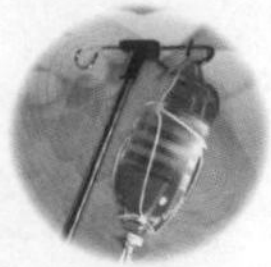

無法達到性高潮。不過在醫學界，還未找到確切的證據證明女性糖尿病患的性問題與糖尿病有直接的相關。

97 糖尿病患者可以正常結婚、生育嗎？

糖尿病患者只要控制良好，就可過正常人般的生活，所以當然可以和一般人一樣結婚生子。但是希望病友能夠注意以下的重點：

1. 結婚：結婚方面，婚前最好不要對病情有所隱瞞，應在對方能完全理解，全力體諒支持之下，毫無他慮地進入禮堂，這樣將來才能共同對抗、控制糖尿病。

2. 生育：在生育方面，應在計畫懷孕前先與醫師溝通，並且注意視網膜及腎臟是否正常，若無大礙，始可準備生育，但患者須瞭解糖尿病體質有遺傳的機會，所以也要注意子女患糖尿病的可能性。而若有嚴重障礙時，最好避免生育，以防危害病人健康。

3. 藥物：在懷孕期間服用口服降血糖藥，雖然不致造成胎兒畸形，但磺類降血糖藥會透過胎盤傳送給胎兒，以致胎兒會有低血糖症發生，所以建議暫時不要使用這類藥劑；而另一種雙胍類降血糖藥因效果差，而且副作用也較多，所以懷孕期間也不推薦服用。因為有以上的缺點，所以在懷孕期間，孕婦多改用胰島素注射。此外在懷孕中、晚期時，因孕婦胎盤生長激素及母體腎上腺皮質素醇分泌增加，會使得胰島素的需要量激增，所以醫師常建議在早飯前注射中程的胰島素一次，或者晚飯前再追加一次，以促使糖尿病得到良好的控制，確保懷孕期間胎兒及母親的健康。

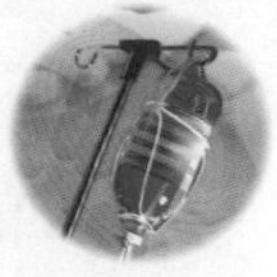

98 糖尿病患者可以長命百歲嗎？

關於這個問題，有兩點是需要先澄清的，首先是即使你沒有罹患糖尿病，但你的生活經常不規律、暴飲暴食、不重視身心健康、不運動、過分肥胖、又縱情菸酒的話，相信鐵打的身體也會很快倒下，更別談長壽了；其次糖尿病目前還無法根治，得靠藥物、運動及飲食控制，只要糖尿病不更加嚴重而漸趨於穩定，就可過正常生活。綜合以上看來，糖尿病患是否可以長命百歲，與生活態度及病情控制都有直接的關係，而且在許多病例中我們也可以發現，許多高齡的糖尿病患者發病已有數十年，身體還十分硬朗，所以糖尿病患者要長壽不是不可能的，端看你有沒有恆心去保養身心健康。

以下提供糖尿病患長壽的祕訣：

1. 長期良好的控制血糖，以避免各種併發症。
2. 維持理想體重，並持續適當的運動。

3. 定期到醫院檢查，至少一個月看一次醫師，可以及早發現併發症。
4. 保持心情愉快，拒絕壓力。

99 糖尿病如何施行衛教？

糖尿病衛教是治療工作中極為重要的一環。行政院衛生署為了照顧更多糖尿病患者，同時讓近三十萬的病患能更正確的瞭解糖尿病，已補助各大醫院辦理糖尿病之衛教及保健工作，並且在台灣地區成立三十五所糖尿病保健推廣中心。

此外，中華民國糖尿病衛教學會更於一九九六年成立，由民間社團發起的基金會也愈來愈多。在另一方面，衛生署也印製許多相關保健手冊，並在社區、工廠、公司團體辦理種種講座及宣導活動，以推廣民眾重視糖尿病的預防。相信在政府與民間的熱烈參與下，必能為糖尿病患帶來更多福祉。

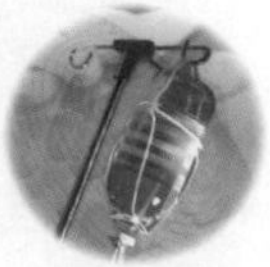

糖尿病衛教可分三階段：

1. 第一階段／基本衛教：主要針對新的糖尿病患者，幫助他認識糖尿病，並且教導基礎的居家護理，如飲食控制、胰島素注射、血糖檢驗，以及緊急時的應變等，使糖尿病患者能早日適應糖尿病生活。
2. 第二階段／進階衛教：即是在病患的基本衛教都瞭解熟悉之後，再加強病患對本身疾病各方面的認知，並解答疑問。
3. 第三階段／深入衛教：除複習前兩期的教學之外，更負責告知最新的糖尿病科技、治療方法等等。

希望這些衛教能夠真正落實到每一個病患的身上，讓糖尿病患者更健康，也讓社會更明亮。

100 什麼是糖尿病護照？

行政院衛生署為照顧全台灣超過三十萬名的糖尿病患者，於一九九五年發行糖尿病護照，提供給糖尿病患者使用，以便病患及家屬能從中知悉糖尿病控制的情形。

糖尿病護照的內容包括：聯絡資料、控制標準和目標、治療處方記錄、定期檢查記錄、慢性病變和緊急情況之處理等，患者應該隨身攜帶。若有出國計畫時，可向醫師另外要一份英文病歷卡，以備在國外遇上突發狀況時參考。糖尿病護照可親至各大醫院詢問，在台灣地區也成立了四十一家糖尿病患者保健推廣中心，民眾可就近多加利用。

101 台灣有與糖尿病相關的協會組織嗎？

目前台灣最讓人熟悉的糖尿病相關組織為「台灣糖尿病協會」，它們有提供衛教、刊物等服務內容，有需要的病友可以參考。

台灣糖尿病協會：

地址：台北市石牌路二段二〇一號

電話：（〇二）二八七五七五一五

傳真：（〇二）二八七四五六七四

網址：http://www.vghtpe.gov.tw/~meta/hospital/index.htm

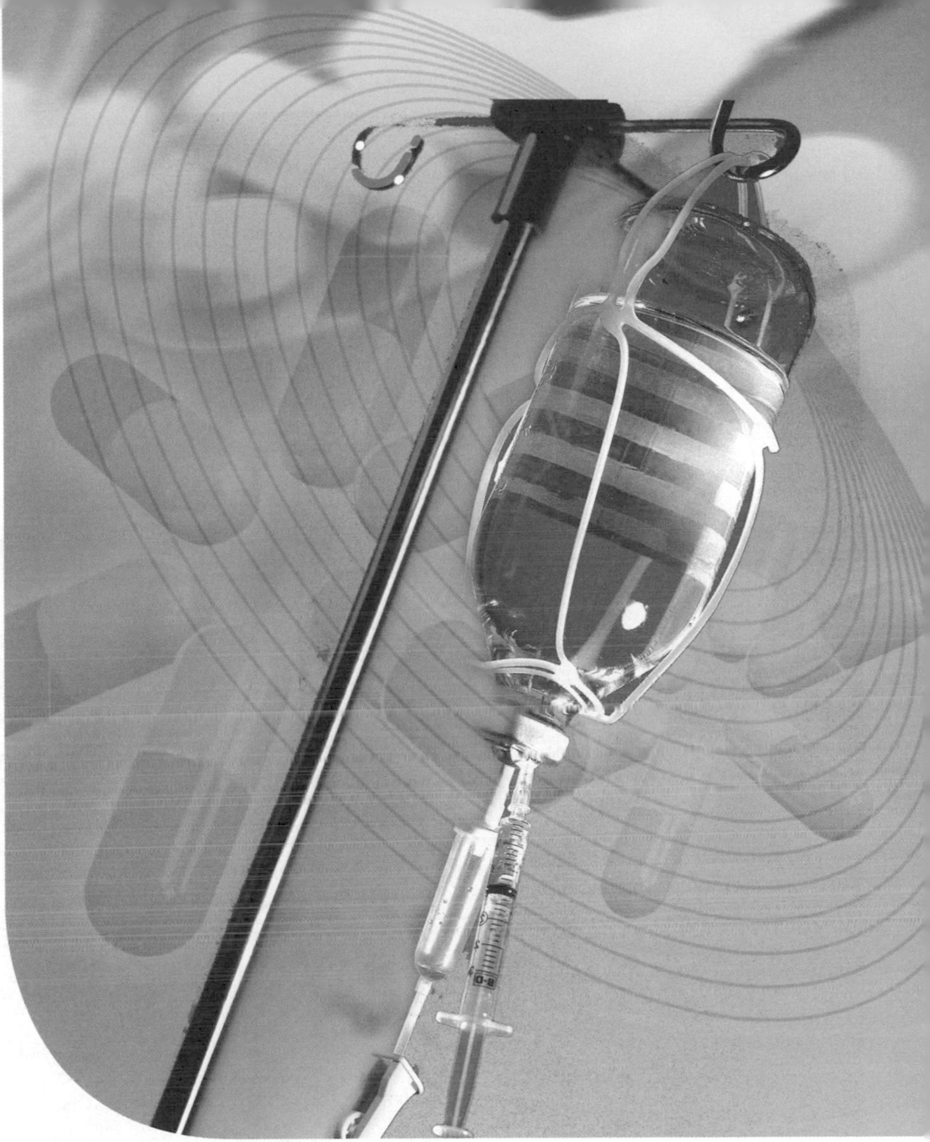

附　錄

APPENDIX

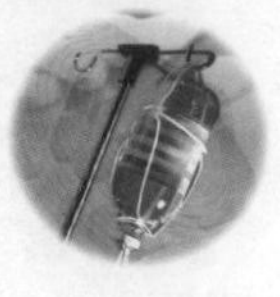

一 糖尿病共同照護網

健保局與各縣市衛生局聯合推動「糖尿病共同照護網」，希望醫院與地方基層執業醫師能夠合作發展「糖尿病醫療照護團隊」（包括：醫師、護理人員、醫事檢驗師及營養師等），為病人做周全的檢查與治療照護。

目前健保局辦理之「糖尿病醫療服務給付改善試辦方案」，係由看診醫師診斷發現病人罹患糖尿病時，即發給病患「糖尿病護照」，並辦理收案，然後為病患實施初診檢查，另定期（約二至四週）複診三次，最後進行年度檢查評估，讓所有糖尿病人可以接受「完整性門診照護」。

◆何謂「完整性門診照護」？

1. 範圍：包括醫療病史、身體檢查、檢驗室評值（血糖、糖化血紅素、空腹血脂、血清肌酸酐、尿液分析、ＳＧＰＴ）、管理計畫，及糖尿病人自我照護指導。

2. 由醫師、護理人員、醫事檢驗師及營養師等醫療團隊共同照護。

二 精選二十種「低胰島素食物」

食物類別	推薦食物
主食類	冬粉、蒟蒻
奶　類	低糖優酪乳
蛋　類	皮蛋
豆　類	豆腐、無糖豆漿
菇蕈類	香菇、金針菇
肉　類	鮭魚、鮪魚
蔬菜類	芹菜、青椒、番茄、小黃瓜、海帶
水果類	草莓、柚子、木瓜
調味料	白醋、果糖

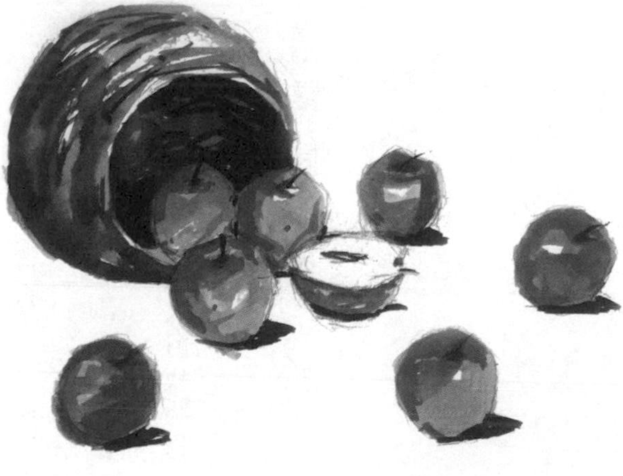

三 精選二十種「降血糖食物」

食物類別	推薦食物
主食類	薏仁
豆　類	納豆
菇　類	靈芝、猴頭菇
蔬菜類	南瓜、川七、洋蔥、苦瓜
油脂類	芝麻
核果類	杏仁、腰果、核桃
調味料	肉桂
飲料類	無糖綠茶
發酵類	啤酒酵母
中藥類	熟地黃、黃耆、枸杞子、冬瓜葉、麥門冬

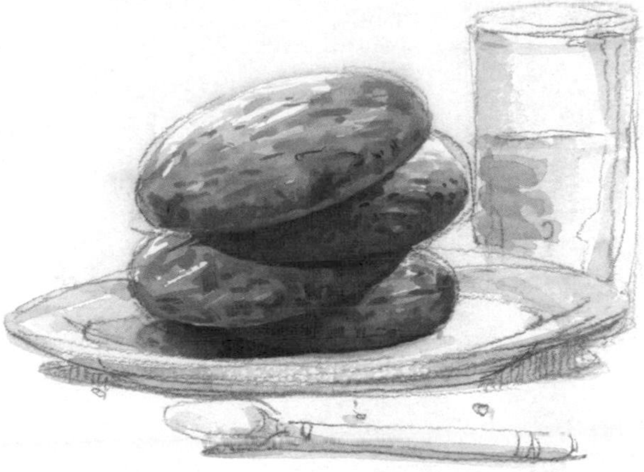

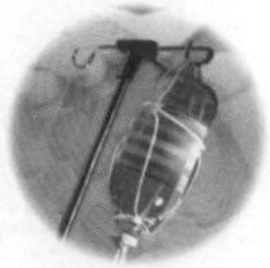

五穀根莖類	60克醣類 ＝1碗飯 ＝2碗稀飯 ＝2碗麵條 ＝2碗米粉 ＝1個中型饅頭 ＝4片吐司 ＝4個小餐包 ＝4片蘿蔔糕 ＝12張餃子皮 ＝12片蘇打餅（小） ＝1又1/3根玉米 註：吐司大小厚薄不一，請注意重量。
奶類	1份低脂（脫脂）奶類 ＝1盒低脂鮮奶（240CC） ＝3平湯匙低脂奶粉
肉、魚、豆、蛋類	1份肉類 ＝1兩瘦肉（雞肉、鴨肉、牛肉） ＝1兩魚肉 ＝1兩蝦仁 ＝1個全蛋＝2個蛋白 ＝3小方格傳統豆腐（80公克） ＝2湯匙肉鬆（20公克） ＝3/4個素雞 ＝1又1/2塊豆干 註：以上重量為未煮熟前的生重。

四 簡易食物代換表

水果類	15克醣類 ＝1份水果 ＝1個蘋果（小） ＝1個橘子或柳丁 ＝1/2根香蕉 ＝1/2個木瓜 ＝1個台灣番石榴 ＝1/3個泰國番石榴 ＝1片西瓜（連皮半斤） ＝1個楊桃（小） ＝1個水蜜桃 ＝9個荔枝 ＝16個草莓 ＝10個加州葡萄 ＝2個蓮霧 ＝6個枇杷 ＝1個土芒果 ＝半個葡萄柚
油脂類	1茶匙沙拉油（花生油、橄欖油、麻油、葵花子油） ＝1湯匙鮮奶油 ＝3茶匙千島醬 ＝2茶匙沙拉醬 ＝18粒花生 ＝40粒南瓜子 ＝4茶匙芝麻 ＝5粒腰果 ＝15粒開心果 註：1湯匙＝3茶匙＝15克 。

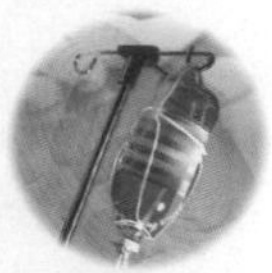

五 糖尿病護照用途和索取地點（資料來源：國民健康局）

為了讓醫療人員和糖尿病患能知道糖尿病控制的情形，衛生署國民健康局全面推動「糖尿病護照」之發放，希望糖尿病患者每次就診都能攜帶該護照，由醫療專業人員協助病患確實記錄，藉由該護照之使用，期使糖尿病患能有效地達成設定之控制目標。

新版糖尿病護照其特色是將許多文字說明改以圖畫表示，活潑生動簡單易懂。該護照的主要內容包括病人基本資料、病史、緊急情況聯絡人、照護之醫師和醫院、控制標準（含飯前血糖、飯後血糖、總膽固醇、尿蛋白、三酸甘油酯等），並以表格方式讓病患紀錄血糖、血壓、主要治療藥物及定期檢查紀錄。在合併症檢查方面則包含視力、視網膜病變、牙周病變、缺血性心臟病、腎臟病變、腳步情況、周邊血管病變、神經病變等。

糖尿病護照如何索取？至有授證醫院、診所、衛生所就醫，經醫師確認為糖尿病。該院所及主動發給糖尿病護照一本。或可至下列地點索取：

1. 向各縣市衛生局（所）索取。
2. 向國民健康局輔導成立之糖尿病保健推廣機構（有授證醫院）索取。

糖尿病的預防與健康管理 / 醫學菁英社著 .
-- 一版 .-- 新北市：優品文化，2021.03；
190 面；15x21 公分（Health；03）
ISBN 978-986-06127-0-7（平裝）
1. 糖尿病 2. 保健常識

415.668 110000897

Health 03

糖尿病的預防與健康管理

編著 | 醫學菁英社
總編輯 | 薛永年
美術總監 | 馬慧琪
文字編輯 | 董書宜
美術編輯 | 黃頌哲
封面插畫 | 王甜芳

出版者 | 優品文化事業有限公司
地址 | 新北市新莊區化成路 293 巷 32 號
電話 | (02) 8521-2523
傳真 | (02) 8521-6206
信箱 | 8521service@gmail.com
（如有任何疑問請聯絡此信箱洽詢）

印刷 | 鴻嘉彩藝印刷股份有限公司

業務副總 | 林啟瑞 0988-558-575

總經銷 | 大和書報圖書股份有限公司
地址 | 新北市新莊區五工五路 2 號
電話 | (02) 8990-2588
傳真 | (02) 2299-7900

出版日期 | 2021 年 3 月
版次 | 一版一刷
定價 | 250 元

上優好書網　FB 粉絲專頁

Printed in Taiwan